ÉTUDE

SUR

L'HYDROPNEUMOPÉRICARDE

Par le Docteur

JEAN AUDRY

Ancien Interne des Hôpitaux de Lyon et de la Maternité

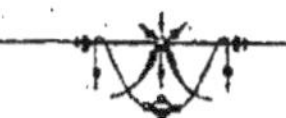

LYON

IMPRIMERIE A. WALTENER ET Cie

14, rue Belle-Cordière, 14

1883

ÉTUDE

SUR

L'HYDROPNEUMOPERICARDE

ÉTUDE

SUR

L'HYDROPNEUMOPERICARDE

Par le Docteur

JEAN AUDRY

Ancien Interne des Hôpitaux de Lyon et de la Maternité

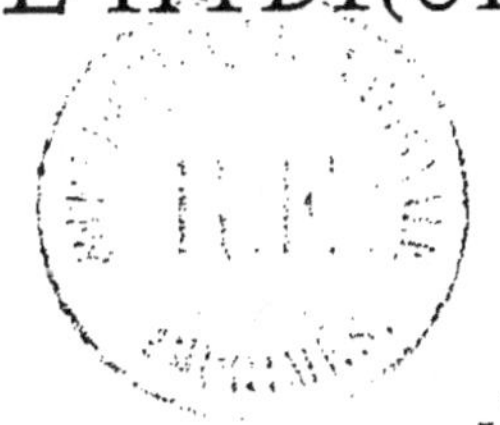

LYON

IMPRIMERIE A. WALTENER ET Cⁱᵉ
14, rue Belle-Cordière, 14

1883

INTRODUCTION

On ne s'étonnera pas de ne trouver aucune
conclusion à ce modeste travail. Alors que
j'avais l'honneur d'être l'interne de M. Daniel
Mollière, chirurgien-major de l'Hôtel-Dieu,
j'eus l'occasion d'observer, dans son service, un
cas fort curieux d'hydropneumopéricarde. La
rareté du fait m'engagea à faire quelques recherches à ce sujet et à réunir les observations publiées dans les divers auteurs. Je les ai présen-
tées de mon mieux ; comme dit le poète :

> « Et qu'on fasse après tout, un enfant blond ou brun,
> Pulmonique ou bossu, borgne ou paralytique,
> C'est déjà bien joli, quand on en a fait un,
> Et le mien a pour lui qu'il est *tout* historique. »

La première partie de ma thèse est consacrée
à l'historique de la question ; la seconde con-

tient toutes les observations d'hydropneumopéricarde que j'ai pu retrouver, y compris la
mienne ; dans la troisième j'ai esquissé les
principaux traits de la maladie.

Je préviens ici que j'ai souvent, à l'exemple
de plusieurs auteurs, employé le terme de pneumopéricarde, pour celui d'hydropneumopéricarde : ce dernier est si long et si barbare, qu'on
voudra bien m'excuser.

Que M. le professeur Lépine, qui a bien
voulu accepter la présidence de ma thèse, re-
çoive l'expression de ma vive gratitude.

Je remercie avec plaisir mon frère, qui a été
le plus jeune, et non le moins zélé de mes col-
laborateurs.

PREMIÈRE PARTIE

Historique

L'hydropneumopéricarde est une affection des plus rares. M. Maurice Raynaud (art. Péricardite du dict. de médecine) ne croit pas qu'il en existe dans la littérature médicale, plus d'une vingtaine de cas.

Ce n'est pas qu'à force de recherches, on ne finisse par découvrir des descriptions anciennes et écourtées de la maladie qui nous occupe. Les anciens auteurs, Laennec surtout, croyaient à la possibilité du pneumopéricarde, le faisant même plus fréquent qu'il ne l'est en réalité. Mais il faut arriver à Bricheteau et à Graves, pour trouver les premières observations sérieuses.

Il n'est pas sans intérêt de réunir les quelques lignes éparses dans les vieux auteurs, touchant ce sujet : Bricheteau et Guttmann nous ont fourni plusieurs indications.

Voigtel (*Manuel d'Anat. Path.* Halle-1804) rapporte que Houllier, Baillou, Bartholin, Senac et Morgagni ont vu des collections d'air dans le péricarde. Voici quelques brèves indications, rencontrées dans Lieutaud.

Ob. 691 : Inter exenterationem cadaveris cujusdam viri sexagenerii, ad cordis palpitationem proclivis, deprehendebatur pericardium multo flatu distentum ; is flatus in aquam aliquando concrescit...

Ob. 692. Cadaver cujusdam qui, dum viveret, cordis palpitationibus conflictabatur, examini anatomico exhibebat cordis capsulam aere turgentem, vel utris instar inflatam. (Lesiones pectoris, liber secundus. Pericardii flatulentia).

Ob. 1672. In cadavere vitulæ, quæ continuo alvi fluxu per sex hebdomadas laboraverat, reperitur sub ventriculo, tumor cysticus, magnus et rotundus, ovi anserini magnitudine, materiam pinguem et gypseam continens, cum nonnullis gangrenæ notis, in tubo intestinali. Pericardium insuper flatu distendebatur. (Lesiones abdominis. Liber primus).

Houllier, dit Sénac, aurait constaté un pneumopéricarde chez un homme qui était sujet à des palpitations.

D'après le même auteur, Winslow aurait vu, chez un enfant, une tympanite du péricarde, formant un véritable ballon. Dans son livre, Sénac s'exprime ainsi : « La sérosité, la lymphe ou le pus ne sont pas les seules matières qui peuvent se déposer dans le péricarde ; l'air le remplit en divers cas. On peut assurer que le péricarde contient très souvent de l'air, sans qu'on l'aperçoive, car, dans une infinité de cadavres, ce sac s'affaisse, dès qu'on y fait une incision, et il en sort très peu d'eau. »

En traitant des épanchements péricardiques, Sénac parle plus loin du symptôme fluctuation ; mais, il ne semble en rien décrire quelque chose qui ressemble au bruit de moulin.

Dans sa longue lettre sur l'hydropisie de poitrine (Ep. XVI), Morgagni parle d'un certain Stalpar Van der Wiel, qui aurait entendu chez une jeune fille, le flot d'un liquide contenu dans le péricarde. Il n'y eut pas d'autopsie. Bricheteau qui cite le passage ajoute : Morgagni demande en vain aux nombreux auteurs qu'il cite, à quels signes on pourrait reconnaître l'hydropneumopéricarde, et par quel moyen on pourra diagnostiquer cette maladie. »

Le fait est que l'observation de Stalpar Van der Wiel est assez insignifiante. La voici « Persanatam ab se, narrat, prætumidâ ac pallente facie puellam, nunquam menstruas purgationes expertam, in quâ distincte admodum, pulsante corde (cujus palpitatione laborabat), ipsius aquæ agitationem audire licebat. »

Portal, dans son anatomie médicale, dit que de l'air a été rencontré dans le péricarde, mais ne donne aucun détail.

On s'explique facilement le silence qu'ont fait tous ces auteurs, autour de la symptomatologie du pneumopéricarde. Ils ont bien pu trouver, dans quelques nécropsies, des gaz dans le péricarde, encore qu'ils aient eu probablement devant eux un phénomène mal observé, ou d'origine cadavérique ; mais on se demande, comment ils auraient pu découvrir le bruit de moulin, ou tout autre phénomène d'auscultation particulier au pneumopéricarde, alors qu'ils n'auscultaient pas plus le cœur que les poumons.

Mais Laennec, qui auscultait, devait-il, comme pour tant d'autres affections, faire l'histoire vraie du pneumopéricarde ?

Dans la première édition de son livre, on trouve le passage suivant, que la plupart des auteurs semblent ignorer, puisqu'ils avancent que Laennec n'a jamais fait d'autopsie d'hydropneumopéricarde.

« Je ne sais trop à quels signes, on pourrait reconnaître le pneumopéricarde, si cette maladie existe quelquefois seule, sans épanchement de liquides ; j'ai entendu, d'une manière très distincte, un bruit de fluctuation, déterminé par les battements du cœur et par les inspirations fortes chez un malade qui succombait à une péripneumonie avec hypertrophie du cœur, et à l'ouverture duquel je trouvai dans le péricarde une bulle d'air du volume d'un œuf, et environ un litre de sérosité limpide et incolore. »

Laennec avait-il entendu le bruit de moulin ? Il est est permis d'en douter, devant le vague de sa description. En tout cas nous ne retrouvons plus ce passage dans l'édition d'Andral (1837). Dans cette édition, Laennec émet les idées suivantes, vivement et à bon droit discutées par les auteurs qui ont parlé de la présence de l'air dans le péricarde. Un premier chapitre est intitulé : Des battements du cœur entendus à distance : « C'est un fait très rare à un haut

degré, très commun à une distance_de 5 à 10 pouces
de la poitrine . Il l'a rencontré sur plus de 20 sujets.
C'est un symptôme peu grave, qu'il faut attribuer
le plus souvent à une exhalation gazeuse dans le péricarde, susceptible ensuite de résorption. Il note que
la région du cœur rend souvent, dans ces cas, un son
très clair à la percussion. »

Il revient plus loin sur les mêmes idées, à propos
du pneumopéricarde : « Dans beaucoup de cas, les
épanchements aeriformes, qu'on trouve dans le péricarde des cadavres, sont évidemment antérieurs à la
mort, et habituellement joints à un épanchement
liquide. Ils peuvent avoir lieu dans l'agonie de toutes
les maladies, et ont comme symptômes : de la sonorité au niveau de la région cardiaque, un bruit de
fluctuation, et l'audition des bruits du cœur à distance. Ces épanchements gazeux peuvent se résor-
ber très vite. »

Le pneumopéricarde, ou plutôt l'hydropneumopéricarde, puisque le pneumopéricarde vrai est encore
discuté, est, en effet, une affection tellement rare,
qu'il était impossible à un seul auteur, de décrire
complètement la marche de la maladie. L'histoire
s'en est faite ainsi: quelques observations parurent
séparément en France, en Allemagne, et en Angleterre, données comme des cas rares et curieux ; et ce
n'est que lorsqu'on eut recueilli un certain nombre de
faits, qu'on pût songer à en esquisser les principaux
symptômes.

Pour mettre un peu d'ordre dans ces quelques
mots d'historique, nous verrons séparément com-

ment on se mit peu à peu à décrire, dans les différents pays, l'hydropneumopéricarde.

En Angleterre parut en 1826 dans la Médic. Review un premier cas de Jonhston, laissé à l'écart. Ce cas n'est en effet qu'une autopsie, sans description de symptômes. Une autre observation, de même allure, fût publiée par Trotter en 1852.

Mais, l'histoire d'un cas de pneumopéricarde, très intéressante et très complète, type créé d'une maladie nouvelle, comme le fait remarquer Stokes, paraissait dans Graves. On peut regretter cependant que cet auteur, après avoir cité, pour ainsi dire, accidentellement l'observation, à propos de l'ulcère de l'estomac, ne soit pas revenu sur la question, quand il s'est occupé des affections du cœur et de la péricardite.

Stokes en 1855 (traduction Sénac 1864, p. 22), en étudiant le mélange des gaz avec les produits de sécrétion inflammatoire, dit qu'il n'y a aucune raison pour que des gaz ne se développent pas dans le péricarde, comme cela a lieu quelquefois dans la plèvre et dans le péritoine enflammé. Il cite trois cas (Stokes, Graves, M'Dowel), et note comme conclusions les deux faits suivants : « il peut se produire dans le péricarde deux espèces de bruits métalliques très différents par leurs causes et par leur nature, le premier dépendant de la présence de l'air dans le péricarde, et le second résultant de la distension d'un organe voisin par des gaz.

Walshe dans son édit. de 1862 s'occupe d'abord du pneumopéricarde vrai. On peut admettre l'existence

pour quelques instants d'un pneumopéricarde d'origine traumatique; mais à cet état isolé il n'a jamais
été observé, la péricardite s'étant produite avant
l'examen clinique. Quant au pneumopéricarde vrai
par sécrétion, je ne nierai pas, dit l'auteur, que son
existence ait été démontrée après la mort, mais j'ad-
mets beaucoup moins qu'on l'ait quelquefois diagnos-
tiqué pendant la vie.

Venant ensuite à *l'hydropneumopéricarde*, il lui
reconnaît trois origines : 1º les gaz peuvent apparaî-
tre comme une formation actuelle par les membranes
enflammées; 2º ils peuvent résulter de la décomposition du liquide épanché ; 3ᵘ ils peuvent avoir été intro-
duits dans le péricarde, à la suite d'une perforation
traumatique ou pathologique, venant d'un canal ou
d'un viscère creux voisin.

Il connaît le cas de Bricheteau, cite les cas de
Stokes, Graves, M'Dowel, un de Begbie, qui parut
dans l'Ed. Med. Journal de 1862, un cas de Thompson, d'origine traumatique, et enfin une nécropsie qui
lui appartient.

Il donne comme symptômes : la modification de la
matité cardiaque, l'augmentation fréquente de la distance à laquelle on peut entendre les bruits du cœur.

La littérature médicale anglaise semble depuis
s'être peu étendue sur l'hydropneumopéricarde, et
nous n'avons plus trouvé que quelques rares observations, publiées surtout en Amérique (Knapp, For-
seiht-Meigs, Conn.)

L'Allemagne est assez riche en monographies sur
le pneumopéricarde (Feine, Sorauer, Becker, Wyss,

Timmer); nous n'avons pu nous procurer qu'une de
ces dissertations inaugurales, celle de Becker, et
nous devons dire qu'il ne nous a été donné d'y trouver que peu de renseignements. D'un autre côté les
journaux allemands ont publié un certain nombre de
faits intéressants, d'observations bien prises et bien
discutées (Tuttel, Bodenheimer, Sœxinger, Eisenlohr, Gruttner, Fetzer, Léonpacher, Muller, Guttmann.)

La question a été étudiée d'une façon assez complète par Friedreich dans son livre.

Friedreich fait porter son analyse sur quatorze cas
connus au moment de la publication de son ouvrage.
Il admet trois origines au pneumopéricarde : 1° par
traumatisme ; 2° par perforation ulcérative du péricarde, à la suite de maladies des organes aérifères
voisins ; 3° par développement de gaz dans un exsu-
dat péricardique, devenu putride. Il donne des
symptômes à peu près complets : à la percussion,
changement de sonorité et quelquefois pot fêlé ; à
l'auscultation : bruit de moulin, retentissement métallique à timbre variable des bruits du cœur, frottements de la péricardite consécutive. Pour lui, le
pronostic est mauvais, (dix morts sur quatorze cas) ;
il admet cependant une bénignité relative pour le
pneumopéricarde traumatique.

Il faut encore citer Fischer, et son mémoire des
Blessures du cœur dans les archives de Chirurgie
clinique (1867), où il cite, d'après Jamain, trois cas
de pneumopéricarde (Richet, Dolbeau, Buist), mal
observés d'ailleurs, au point de vue des symptômes.

Enfin, dans le manuel de Pathologie spéciale et de Thérapeutique de Ziemssem, on trouve quelques détails sur l'anatomie pathologique de l'affection.

En France, Bricheteau avait été le premier à décrire le bruit de moulin, dans une observation bien connue, et souvent citée, qui parut dans les Archives générales de médecine. Le bruit de moulin était pour lui pathognomonique de la nouvelle maladie.

Aran publia, quelque temps après, un cas de ponction du péricarde, avec injection iodée, à la suite de laquelle on observa le bruit de moulin de Bricheteau. Le malade avait été présenté, dans la séance du 6 novembre 1855, à l'Académie de Médecine. Trousseau parle du même cas dans ses cliniques, mais sans insister sur la pneumopéricarde.

On ne trouve rien dans les œuvres chirurgicales de la première moitié du siècle, qui puisse se rapporter à notre sujet. Sanson, Dupuytren, Boyer, puis Vidal de Cassis et Nélaton sont restés muets sur cette complication des plaies de poitrine.

Bouillaud, dans son traité des maladies du cœur, consacre quelques lignes au pneumopéricarde et à l'hydropneumopéricarde. Il réfute les idées de Laennec, ne parle que de l'observation de Bricheteau. Pour lui, il faut prendre soin de différencier l'hydropneumopéricarde vrai, des hydropneumopéricardes cadavériques, en quelque sorte posthumes, où on a trouvé du gaz dans le péricarde, comme dans beaucoup d'autres parties du corps. Il admet comme symptômes de l'affection, la résonnance tympanique et le bruit de moulin.

Cependant Bouillaud aurait assuré à Demarquay avoir noté des cas assez nombreux de pneumopéricarde. Demarquay lui-même, dans son traité de la Pneumatologie médicale (1866), consacre plusieurs pages à cette lésion. Son chapitre contient, en somme, peu de faits instructifs, et l'étude qu'il fait de la maladie repose sur quelques cas peu nombreux.

Sur ces entrefaites, Jaccoud donnait sa traduction de Graves, et, dans une note additionnelle, publiait une revue critique fort intéressante des quelques cas de pneumopéricardes alors connus.

Peu après Morel-Lavallée publiait un travail important dans la *Gazette médicale* de 1864. Il donnait trois nouveaux cas de pneumopéricardes d'origine traumatique, dont deux avec autopsie. Il concluait :

« Le bruit de roue hydraulique, ou bruit de moulin, est un signe élégant et sûr, un signe pathognomonique de la rupture simultanée du poumon et du péricarde, avec un épanchement de liquide et d'air dans ce dernier. Pour qu'il y ait bruit de moulin hydroaérique, il faut absolument que l'épanchement gazeux soit dans le péricarde, et non en dehors. »

La symptomatologie du pneumopéricarde était, dès lors, admise par tous comme telle : sonorité de la région cardiaque, quelquefois pot fêlé ; bruits métalliques, bruit de moulin ne persistant jamais au delà de quelques jours. En même temps, le bruit de moulin était bien définitivement un signe pathognomonique. C'est ainsi que le pneumopéricarde est décrit dans tous les livres (Barth et Roger, Follin,

Jaccoud), et dans l'article que M. Raynaud lui a consacré dans le dictionnaire de médecine. Le pronostic était toujours très sombre ; cependant on admettait une guérison possible dans les cas traumatiques.

L'article de M. Raynaud était déjà publié quand parurent, dans la *France médicale* et dans la *Revue mensuelle*, deux nouveaux cas de pneumopéricarde, publiés par MM. Schwartz et Chevallereau. On avait entendu dans les deux cas le bruit de moulin ; mais les auteurs se demandaient déjà si la collection d'air anormale résidait bien au dedans du péricarde.

C'est alors que parurent successivement la thèse de M. Reynier et son travail dans les archives de médecine, travail dans lequel, s'inspirant des idées de Tillaux, s'appuyant sur la clinique (plusieurs observations), et quelques expériences, il ne considérait plus le bruit de moulin comme un signe pathognomonique de l'épanchement gazeux intra-péricardique. Il concluait : « Le bruit de moulin est l'indice sûr d'un épanchement d'air et de gaz, et on ne peut le méconnaître. Cet épanchement peut être en dedans, ou en dehors du péricarde. Quand il est extra péricardique, il ne s'entend que dans la position couchée, ou tout au moins se modifie d'une façon très notable, quand on fait asseoir le malade. Si l'épanchement est intra-péricardique, il s'entend dans le decubitus dorsal et dans la position assise. »

Il faisait remarquer en outre, que, lorsque l'épanchement est extra-péricardique, à peine y a-t-il quelques troubles fonctionnels, et la guérison s'observe

souvent. C'est le contraire pour l'épanchement intra-
péricardique.

Ces idées, fort bien exposées, ont eu l'approbation
de M. Raynaud lui-même.

M. Raynaud a, en effet, fait une leçon, qui a été
publiée par Variot dans la *Gazette médicale de Paris*
du 12 Février 1881. Il s'agissait d'un malade, chez
lequel on entendait le bruit de moulin, et qui guérit.
Il conclut, en disant qu'il admet absolument l'hypothèse de Reynier, et que la valeur pronostique du
bruit de moulin a été fort exagérée.

Enfin dans les deux livres récents de Constantin
Paul et de Peter, nous n'avons trouvé que quelques
indications très brèves, touchant le pneumopéricarde.

Constantin Paul dit simplement que c'est une
affection excessivement rare. Il énumère quelques
symptômes, mais semble faire erreur sur quelques
points. C'est ainsi qu'il dit : « Les symptômes du
pneumopéricarde sont ceux de l'hydropéricarde avec
de la fièvre et du délire. » et plus loin : « les seuls
cas où la guérison soit survenue, sont des cas traumatiques où l'air était venu de l'extérieur » La rareté de
l'affection, qui fait en somme du pneumopéricarde
presqu'un objet de curiosité scientifique, explique
suffisamment ces lignes.

Peter ne consacre incidemment que trois ou quatre lignes au pneumopéricarde.

DEUXIÈME PARTIE

Observations.

OBSERVATION I

Jonhston, medico chir. Review t. VI, p. 465. — 1825, reproduite
dans Demarquay, citée par Guttmann; on la retrouve aussi dans les
archives médicales de Horn. 1825, mai et juin, 527.

Un homme âgé de 47 ans, voit sa santé se détériorer depuis
trois ou quatre ans. Perte successive des forces et de l'appétit.
Souffrances causées surtout par une agitation, un battement
et une sensation d'anxiété dans la région du cœur avec diffi-
culté de dormir et des rêves effrayants.

Jonhston le voit dans un grand marasme, avec des symptômes
d'adynamie cardiaque. Il note : une sonorité plus grande au
niveau du cœur que partout ailleurs. Mouvements du cœur
à peine perceptibles et irréguliers comme le pouls. Mort
subite.

Autopsie.—Péricarde séparant les poumons formant un sac
membraneux, translucide, distendu par un fluide élastique dont
l'accumulation considérable avait aminci les parois. Le cœur
était très petit, remplissait à peine la moitié du sac fibreux,

Les fibres charnues avaient l'aspect d'un muscle passé au gras. Toute la masse de l'organe était on ne peut plus molle et ne pouvait être prise entre les mains sans se déchirer. Les parois des ventricules avaient trois lignes d'épaisseur au plus.

OBSERVATION II

Bricheteau. Arch. Gen. de Médecine 1844 p. 334.

Jean-Michel Pieper, 59 ans, bottier. Quelques années auparavant il avait été grièvement blessé par un timon de voiture qui l'avait frappé à la poitrine. Depuis, il avait souffert à ce niveau ; quelque temps avant son entrée à Necker il aurait souvent ressenti un mouvement de reptation, de pulsation au même endroit, et sa femme aurait même entendu la nuit comme une sorte de bouillonnement qui se passait dans la poitrine de Pieper. Peu après il eut l'imprudence de passer vingt nuits sans dormir, et il fut obligé d'entrer à Necker le 27 mars 1835, où il mourut le 3 avril.

Bricheteau note comme symptômes une dyspnée modérée, un pouls qui à la fin était petit et irrégulier. A l'auscultation du cœur, bruit distinct coïncidant avec chaque battement de l'organe ; — c'était un bruit de fluctuation, dû à un flot de liquide, *comparable à celui que produirait une aile de moulin qui frappe successivement l'eau, ou à celui qu'on produit en soufflant fortement avec un tube dans un vase contenant du liquide.* La région du cœur paraissait plus sonore que de coutume. Ce bruit de fluctuation fut constaté pendant les deux derniers jours.

A l'autopsie, le péricarde avait des dimensions considérables, était distendu et rendait un son clair à la percussion ; on le ponctionna et il en sortit un fluide gazeux d'une odeur très fétide. Il y avait environ 250 gr. de sérosité purulente dans la cavité de la séreuse ; plus des traces de péricardite ancienne. Le tissu du cœur était d'une consistance molle.

OBSERVATION III

Trotter-Report of the Procedings of the Pathological Society of London.
Sixth Session 1851-52. p. 316.

T. S., femme de chambre, admise dans le service du docteur Chambers, le 23 janvier 1852.

Elle présente les symptômes d'un cancer de l'œsophage, avec rétrécissement du tube intestinal, à ce niveau.

« Le 2 mars, elle commença à tousser constamment. Le lendemain matin, appelé auprès d'elle, je la trouvais sans pulsations, les lèvres livides, le teint plombé; quelques instants après, elle succombait. La poitrine fut examinée deux fois, le 2 mars et le lendemain matin; on entendit quelques râles disséminés, mais aucun bruit de frottement, fait qui peut se comprendre par l'examen cadavérique, quand on se rappelle la faiblesse du cœur et la présence d'une certaine quantité de liquide et d'air qui séparait les deux feuillets du péricarde.

Examen post mortem (15 heures après la mort). — Corps musclé et bien fait, légère cyanose des lèvres et du visage, qui sont livides. A la coupe, un peu de tissu adipeux. *Dans la poitrine, le péricarde bombait et était distendu; en le ponctionnant, il s'échappa de l'air, puis un liquide acide, jaune clair, d'une odeur aigre.* Sur les feuilles du péricarde, dépôt de fibrine.

En enlevant le cœur, on découvre une petite ouverture correspondant à l'endroit où le péricarde se réfléchit des vaisseaux pulmonaires sur l'oreillette gauche. Par cette ouverture, quand on pressait sur l'estomac, il s'échappait un liquide analogue à celui dont nous venons de parler. On trouve alors que la circonférence entière de l'œsophage, s'étendant de la bifurcation de la trachée à un pouce et demi du diaphragme, était le siège d'une ulcération sans rétrécissement.

On fit passer obliquement une sonde de celui-ci dans l'ouverture du péricarde que nous avons décrite plus haut. Un
peu plus bas, il y avait une autre perforation de l'œsophage
qui s'ouvrait dans une petite ulcération à la base du poumon
gauche, séparée de la cavité de la poitrine par des adhérences
qu'on détruisait facilement. Il y avait des adhérences légères
entre le péricarde et le poumon gauche, et une teinte ecchy-
motique au niveau du cardia. Sur la bronche droite, il y avait
un petit groupe de ganglions qui, par leur adhérence intime,
comprimait son calibre. On ne trouva rien autre dans un
examen soigneux des organes. A cause de la nature de la
maladie, on n'avait pas employé la sonde. »

OBSERVATION IV

Graves. Cliniques médicales, t. II, p. 338 (traduction de Jaccoud 1862)

Il s'agit d'un abcès du foie, ouvert dans l'estomac par
trois points différents, puis dans le péricarde.

« 9 Octobre. — La malade a été prise hier d'une douleur
aiguë dans la région cardiaque ; pendant la nuit elle a eu
des palpitations violentes et elle a éprouvé une chaleur brû-
lante au dessous du sein gauche..... La percussion de la
poitrine donne un son normal, excepté au niveau de la partie moyenne et inférieure du côté gauche. Dans ces points,
le bruit respiratoire est peu marqué ; partout ailleurs il est
pur et éclatant. Le choc du cœur est faible. A un demi pouce
du bord inférieur du sein les deux bruits sont confus, et on
entend un léger bruit de soufflet ; lorsqu'on s'avance vers la
droite, ce bruit augmente d'intensité et, au dessous du sein, il
se transforme en un véritable bruit de craquement qui accompagne les deux tons du cœur et qui présente son maximum d'intensité entre le sternum et la mamelle. La pression
en ce point augmente peu à peu la force de ce bruit, et lorsqu'on comprime avec une certaine force, on obtient un frotte-

ment éclatant qui voile les deux bruits normaux, mais surtout le premier. Tous ces phénomènes sont plus nets encore
lorsque la malade retient sa respiration.

Pouls à 130, petit et dépressible.

10 Octobre. — Les phénomènes stéthoscopiques sont
perceptibles jusqu'au milieu du sternum, dans toute la région
précordiale et un peu sur le côté ; ils ont partout le même
caractère. Le bruit anormal tient le milieu entre le bruit de
soufflet et le bruit de scie, il masque en grande partie le premier bruit, et accompagne aussi le second qui conserve
cependant sa netteté. Immédiatement au dessous du sein, on
perçoit en outre, mais seulement par intervalles, un cliquetis
métallique tout particulier ; ce bruit donne l'idée d'un
liquide qui coulerait goutte à goutte sur le péricarde ou dans
son intérieur. Ce cliquetis disparaît lorsqu'on exerce une
certaine pression au niveau du cœur, tandis que les autres
phénomènes deviennent alors beaucoup plus prononcés.

11 Octobre. — Impulsion du cœur plus faible. La palpation fait percevoir une sensation de frottement. Aujourd'hui
le bruit de frottement présente le caractère d'une crépitation
emphysémateuse très fine ; il masque les deux bruits normaux ; il est surtout distinct vers la partie moyenne et inférieure du sternum, mais on l'entend aussi à gauche du mamelon. Le cliquetis métallique ou ce bruit de liquide qu'on
entendait hier est plus net aujourd'hui, mais il est irrégulier
dans son apparition.

12 Octobre. — Le cliquetis irrégulier qu'on ne percevait
hier que par intervalles est devenu aujourd'hui un tintement
métallique éclatant qui accompagne chaque battement du
cœur dans les points où existait la crépitation emphysémateuse ; ce tintement masque tous les phénomènes notés jusqu'ici, sauf un léger bruit de soufflet au niveau du mamelon
gauche. Le choc du cœur ne peut être senti.

13 Octobre. — Mort.

Autopsie 24 heures après la mort. Graves signale d'abord
l'abcès du foie communiquant avec l'estomac puis il note :

« La percussion du cœur donne un son clair ; la cavité du péricarde paraît distendue, on peut y sentir une petite quantité de liquide. Dans le point où le diaphragme est uni au péricarde, existe une perforation assez large pour admettre le medius ou l'annulaire, elle met l'abcès en communication directe avec le péricarde ; les bords de cette perforation sont ulcérés et inégaux. » Suit la description de la péricardite.

OBSERVATION V.

Stokes (Traduction de Sénac 1864, p. 22) Résumé.

Il s'agit d'un jeune homme atteint d'une péricardite aiguë. A un moment donné de sa maladie il présenta les symptômes suivants :

« Les traits exprimaient l'abattement et une fatigue extrême qu'il attribuait à la privation absolue du sommeil résultant de l'intensité extraordinaire des bruits cardiaques.

Tout d'abord, les bruits de frottement entendus à l'auscultation n'étaient point perçus par le malade, mais ils étaient devenus subitement si éclatants et si étranges qu'il devint impossible pour cet homme et pour sa femme qui habitait la même chambre que lui de goûter un seul instant de repos. L'examen stéthoscopique fit reconnaître un ensemble de phénomènes acoustiques entièrement nouveaux pour moi et dont il m'est presque impossible de donner une idée. C'était la réunion d'un bruit de frottement avec de la crépitation à grosses bulles et du gargouillement. Et, à ces phénomènes se joignait un timbre métallique très prononcé. Jamais dans tout le cours de ma pratique je n'ai observé un ensemble de bruits pathologiques aussi extraordinaire. L'estomac n'était pas distendu par des gaz, les poumons et la plèvre étaient sains, mais la région cardiaque donnait à la percussion un son tympanique de pot fêlé. La seule explication possible de ces accidents me paraît être que le péricarde contenait des gaz mêlés à un épanchement de serum et de lymphe coagulable. »

Les symptômes de l'hydropneumopéricarde durèrent trois jours ; il y eut guérison.

OBSERVATION VI.
M' Dowel (cité par Stokes).

Il s'agit d'un policeman âgé de 25 ans et phtisique. A un moment donné le malade se plaignant d'une douleur excessive à gauche et d'une dyspnée considérable on l'ausculta attentivement et on nota les phénomènes suivants :

« On constate l'existence d'une vaste cavité remplie d'air et de liquide et placée à la partie antéro-inférieure du côté gauche de la poitrine. Dans ce point on entend un tintement métallique, du bourdonnement amphorique et le clapotement d'un liquide occasionné par les mouvements du cœur. On détermine l'apparition de ces bruits en faisant respirer le malade profondément ; le murmure respiratoire manque d'une façon absolue. La percussion révèle une sonorité parfaite dans cette région. Le son est plus clair qu'en arrière, dans la partie correspondante du poumon. Il n'y a cependant de matité dans aucun point de cette moitié de la poitrine. La respiration est faible au sommet gauche. En arrière et à la base il y a de gros râles muqueux et dans toute la moitié inférieure du poumon on entend un bruit de frottement manifeste. Pas de vibrations thoraciques en faisant parler le malade, la voix étant trop faible pour les produire... »

Le malade mourut six jours après, avec les mêmes symptômes à l'auscultation. Le délire avait paru céder aux préparations opiacées.

Autopsie 12 heures après la mort. « En ouvrant le thorax, la première chose qui frappe les yeux est le péricarde largement distendu et recouvrant le poumon gauche ; en l'inci-

sant, on y retrouve les traces d'une inflammation violente. Les parois sont très épaisses, et une couche de lymphe épaisse comme du mortier en tapisse les deux feuillets. Le sac péricardique contient environ six onces de pus, ayant la couleur et la consistance du lait. La paroi droite est percée d'une ouverture fistuleuse arrondie qui conduit dans une cavité anfractueuse située au niveau de la scissure inférieure du lobe supérieur du poumon droit; cette cavité contient le même liquide que dans le péricarde......................
..... En soufflant par la trachée, l'air s'échappe en bulles à travers le liquide épanché dans le péricarde. Au moment où celui-ci fut incisé, on constata qu'il contenait de l'air. »

OBSERVATION VII.

Andral (Note dans l'Edition de Laennec.)

« J'ai eu récemment occasion d'observer une femme qui se plaignait des palpitations de cœur et chez laquelle chaque battement de cet organe s'accompagnait d'un bruit de gargouillement tout particulier ; ce bruit partait évidemment de la région précordiale et ne s'entendait qu'au moment où le cœur venait frapper les côtes ; il était encore appréciable à une certaine distance de la malade. Il me parut vraisemblable qu'il y avait dans ce cas hydropneumopéricarde. »

OBSERVATION VIII

Feine (Dissertatio pericardii læsi casum rariorum sist. collatum cum similibus, qui noti sunt, casibus. Leipzig. 1854).

C'est un cas d'hydropneumopéricarde d'origine traumatique. A la percussion le malade présentait du tympanisme, surtout dans le décubitus dorsal. Quand il s'inclinait en avant, on retrouvait la matité du cœur, ou du liquide. Si le malade se couchait sur l'un ou l'autre côté, le cœur tombait d'un côté ou de l'autre et la place du tympanisme changeait. Le son de percussion devenait plus sourd pendant la systole, parce que le cœur passait en avant.

Le choc du cœur produisait un son métallique très faible dans le décubitus, qui redevenait net quand le malade se penchait en avant.

OBSERVATION IX

Aran (Bulletin de l'Académie de médecine, t. XXI.
Vingtième année 1855-56.)

Il s'agit d'un malade présenté par Aran dans la séance du 6 novembre 1855.

C'était un jeune homme de 23 à 24 ans, fondeur en métaux, assez délicat, ayant comme antécédents une pleurésie gauche. Il entra dans le service avec tous les symptômes d'une péricardite à épanchement abondant. On lui fit une première fois une ponction suivie d'une injection iodée. Douze jours après le liquide se reproduisit et on fit une deuxième ponction : « de l'air entra après l'injection iodée et nous pûmes par conséquent constater chez notre malade l'existence de ce signe curieux de l'hydropneumopericarde, dont nous devons la description à M. Bricheteau, d'une espèce de bruit de gargouillement, de clapotement analogue à celui que fait entendre une pompe brassant de l'eau et de l'air dans une même cavité. La région précordiale était aussi, après l'opération, le siège d'une sonorité tympanique très évidente. »

Il y avait un soulagement très marqué après la ponction et l'injection iodée. Au bout de quelques heures le bruit de gargouillement et la sonorité tympanique disparurent. L'épanchement apparut de nouveau, puis se résorba. Le malade guérit, gardant des signes de tuberculisation.

OBSERVATION X

Buist (Charleston Journal, January 1858; ce cas est aussi cité dans le
travail de Fischer sur les traumatismes du cœur et du péricarde).

Dans ce cas deux fausses dents furent avalées; cinq jours
après, douleur très intense, nausées. Pouls à 100; Délire et
mort. On trouva le péricarde enflammé, dilaté par des gaz
fétides et du pus vert foncé. Dans. l'œsophage, à deux centimètres au-dessus du cardia on retrouva les deux dents. La
plaque d'or qui les unissait, longue de deux centimètres avait
pénétré dans le péricarde sous-jacent.

OBSERVATION XI

Richet (Jamain. Thèse p. 77. — Fischer. Observation 175).

Un homme de 58 ans se frappe le 20 mars d'un coup de
couteau. Perte de connaissance; pouls petit, régulier; lèvres
bleuâtres, respiration anxieuse, écume rouge à la bouche,
peau froide. A un centimètre et demi au-dessus du mamelon
blessure longue de 18 millimètres; hémorrhagie abondante.
Le soir, contractures des membres inférieurs.

21 Mars. — Visage cyanosé, dyspnée, decubitus dorsal,
voix faible, douleur au niveau de la blessure; la toux pro-
voque l'expulsion d'un sang noir. Choc du cœur insensible.
Résonnance claire de la région précordiale. Pouls 100. Vomissements de sang.

23 Mars. — Hémorrhagie. Matité dans l'espace axillaire
gauche.

23 Mars. — Dyspnée et douleurs moindres. Le malade
raconte qu'en tombant il a arraché le couteau et qu'il a aussi-

tôt perdu connaissance. A gauche, au niveau de l'épine de l'omoplate, disparition du bruit respiratoire; matité.

Pouls 110 (huit ventouses sur la région précordiale, opium). Mort le quatrième jour.

A l'autopsie, lésions multiples du thorax, du poumon, du péricarde, du ventricule gauche. Plèvre droite pleine de sang; péricarde plein d'air qui s'agite avec bruit; peu de sang. La blessure du ventricule gauche est peu profonde. Blessure de la branche antérieure de l'artère coronaire.

OBSERVATION XII

Dolbeau (Jamain p. 82. — Fischer. Obs. 216).

Homme âgé de 42 ans atteint de la monomanie du suicide. Dix coups de couteau. Le sang qui a traversé le lit est rouge, s'écoule par saccades à l'inspiration, s'arrête à l'expiration. Perte de connaissance.

Les blessures sont dans la région du cœur : deux au-dessus, en dehors du mamelon, quatre devant le sternum, quatre au-dessous du mamelon. La compression de l'artère mammaire arrête l'hémorrhagie. Matité précordiale.

Quatrième jour. Oppression, saignée renouvelée plus tard. La dyspnée et l'état syncopal persistent. Sonorité anormale dans la région précordiale. Aux fortes inspirations, souffle amphorique et bruit métallique. Mort le vingtième jour. A l'autopsie, perforation de la veine et de l'artère mammaire. Dans le péricarde un litre et demi de pus fétide, mêlé à des gaz. A la pointe du cœur deux petites ecchymoses. Les blessures sont peu profondes; un peu d'épanchement dans la plèvre. Pas de fistules entre le péricarde et le poumon.

OBSERVATION XIII

Sorauer (de Hydropneumopericardio Diss. inaug. Berol. 1858 — rap-
portée aussi dans la thèse de Becker). Sorauer a observé le cas en
question dans le service de Traube.

Il s'agit d'une péricardite rhumastismale chez un jeune homme, dans le cours de laquelle se développèrent quelques symptômes paraissant se rapporter à la présence de l'air. Sorauer note : « Pas de déformation du thorax. A la percussion), à droite, le son est partout normal ; à gauche, surtout à la partie supérieure de la région cardiaque depuis la troisième côte jusqu'à la cinquième, il a une clarté anormale avec un timbre tympanique. En arrivant sur la poignée du sternum, le son devient plus obscnr, cependant il a encore une sonorité anormale. Vers l'appendice xyphoïde le son est tympanique, semblable au bruit de pot fêlé,

Au niveau de la cinquième et de la sixième côte on note deux soulèvements isochrones à la systole ; au contraire, au niveau de l'appendice xyphoïde dépression isochrone à la diastole..... Vers la poignée du sternum on entend un son clair de cuir neuf avec une crépitation métallique ;

Ce bruit de cuir neuf est isochrone à la systole et à la diastole, et se présente aussi à la palpation... Les bruits du cœur sont sourds. Le malade paraît être très peu affecté ; il se plaint à peine de quelques sensations subjectives qui disparaissent les jours suivants. Fièvre très légère.

OBSERVATION XIV

Flint (Deseases of the Heart, Philad. 1859. p. 357).

Le cas a été observé par Knapp, de Louisville. C'est un pneumopéricarde traumatique. Le couteau pénétra dans la cavité pleurale et atteignit légèrement le péricarde. Le blessé guérit.

OBSERVATION XV

Tuttell (Clinique Allemande, 1860, n° 37).

Jacob Wandt, 46 ans, entre le 16 octobre 1859 à la clinique de Greifswald. Depuis longtemps le malade vomit et souffre au creux épigastrique.

Il a eu aussi des crachats hémoptoïques.

Au moment de l'entrée, aspect quelque peu cachectique. Nous passons sous silence l'examen des poumons. Persistance des vomissements. Le diagnostic de cancer parait s'imposer.

« Le 25 octobre, changement évident avec aggravation dans l'état du malade. Pouls fréquent, arrivant ce soir là à 124°. La température axillaire ne paraît que peu hyperthermique : 37° 9 le soir du 25 octobre; 38° le soir du 26. Ce jour là le pouls était à 130°. Dyspnée augmentée. Respiration accélérée et peu profonde. État général fort aggravé. Nausées et vomissements. Les matières vomies sont liquides, peu abondantes, paraissent muqueuses; elles ont une légère réaction alcaline.

Le malade tomba dans le collapsus, et son moral, très déprimé depuis les premiers jours, parut encore plus affecté. — A la visite, on le trouve couché dans son lit, le visage caché dans ses mains maigres et pâles. Aux questions qu'on lui fait sur son état, il ne répond que par des signes de tête... La matité précordiale est un peu augmentée en largeur, et là où le cœur bat, on n'entend pas bien le premier bruit.

Le 29. — Le malade paraît aller un peu mieux.

Le 30. — Nouvelle aggravation dans son état... Ce soir là, à quelque distance du lit du malade, on entend un bruit rhythmique de gargouillement. A l'auscultation on retrouve ce bruit à timbre métallique, et synchrone au choc du cœur.

L'étendue de la matité précordiale n'est pas modifiée ; le choc du cœur est faible, mais la pointe n'est pas déplacée. Le premier bruit est couvert par le bruit anormal ; le second est faible, mais net et distinct. »

Tout en n'excluant pas absolument l'idée d'un pneumothorax limité, on pense tout naturellement à un pneumopéricarde consécutif à la rupture du péricarde par le cancer.

La nuit suivante, ce bruit régulier de gargouillement fut entendu par tous les malades de la salle, et même dans la pièce voisine, séparée de la première par une porte. Le malade passa cette nuit les yeux fermés, sans connaissance, gémissant de temps en temps et toussant sans cracher.

Le lendemain matin cet état persistait, et le bruit de gargouillement s'entendait toujours dans toute la salle. La matité précordiale a été remplacée par une sonorité claire, non tympanique. Le choc du cœur est insensible.

A midi, mort.

A l'autopsie... « Toute la partie antérieure de la cavité thoracique est remplie par le péricarde énormément distendu et élastique ; les poumons sont rejetés sur les côtés. Le péricarde a la forme d'une poire. Sa base mesure six pouces de large. L'endroit le plus profond de la base est à quatre pouces et demi au-dessous d'une ligne horizontale qui passe par les deux mamelons. En haut cette distension du péricarde va jusqu'à l'origine des gros vaisseaux. Dans cette vaste poche le cœur paraît tout petit et comme ballotté. Sa pointe est vers le bord supérieur de la cinquième côte avec son cartilage ; la partie la plus inférieure du péricarde est à deux pouces et demi au dessous de la pointe. La percussion donne un son tympanique très net. Tantôt par la percussion, tantôt par la palpation, on fait sortir le gaz contenu dans le péricarde qui se trouve par le fait beaucoup moins distendu. La canule d'un trocart introduite dans le sac péricardique donne passage au gaz qui sort avec un sifflement. Le courant d'air éteint une flamme placée au devant. L'ouverture du péricarde donne passage à 6oo centimètres cubes de liquide puant, jaunâtre et mêlé à des grumeaux caséeux. Le cœur est ferme, sa surface est ridée, un peu graisseuse. »

Immédiatement en arrière de la base du ventricule gauche dans le péricarde épaissi en cet endroit d'une façon extraordinaire, il y avait une ouverture en forme de fente qui communiquait avec l'œsophage par un canal de 3/4 de pouce. Cette ouverture communiquait avec un vaste cancer de l'œsophage, qui était ulcéré.

OBSERVATION XVII

Friedreich (Les maladies du cœur. Traduction Lorber et Doyon p. 237).

Servante vigoureuse de trente-trois ans accouche de deux jumeaux à la Maternité. Quelques jours après les couches, frissons, puis épanchement pleurétique abondant à gauche. Puis apparurent de nouveaux symptômes : « Le 16 décembre, le son de percussion était alors clair et tympanique, surtout à la paroi thoracique antérieure ; dans la région du cœur et sur le sternum, les sons du cœur étaient très clairs et présentaient le tintement métallique, comme les sons d'une cithare, et pouvaient être entendus de la manière la plus frappante, à une certaine distance de la malade. A l'exploration de la face thoracique postérieure, on vit aussi que à la partie supérieure du sac pleural gauche, où il y avait auparavant un son mat, il s'était établi un son de percussion clair, tympanique avec bruit respiratoire métallique. Quoique l'état de la malade qui gémissait, était atteinte de dyspnée au plus haut degré, avait les lèvres livides, l'expression de figure anxieuse, était couverte de sueurs froides, ne permit pas une exploration répétée et plus précise, les symptômes cités étaient pourtant assez caractéristiques pour faire admettre l'existence d'un pyopneumothorax et d'un pyopneumopéricarde, qui s'était manifestement développé pendant la nuit. La malade mourut le même jour, à deux heures du soir, après avoir encore eu quelques instants auparavant des secousses convulsives. »

Autopsie. — Pyopneumothorax à gauche « Le péricarde distendu donnait avant son ouverture un son de percussion clair et tympanitique. A l'ouverture de la cavité, il s'échappa également un gaz puant et elle contient en outre une notable quantité d'un pus putride. »

Friedreich ajoute à la fin de son observation : L'exploration la plus attentive ne permit de voir aucune perforation de la plèvre pulmonaire ni du péricarde, et il est hors de doute que le développement des gaz dans les deux cavités séreuses, s'est produit comme conséquence des exudats putrides.

OBSERVATION XVII
(Warburton Begbie (Edimbourg med. Journ. 1862).

Madame N.., mère de sept enfants, fut admise dans la chambre n° 13, le 29 juillet.

Depuis son entrée, on en vint peu à peu de plus en plus à cette idée que la malade souffrait d'une tumeur maligne de la portion inférieure de l'œsophage.

« 22 Août. — Un régime soigneusement réglé a amené quelques soulagements. Diminution notable de la dysphagie et des vomissements. Le soir, la malade se plaint d'avoir mal à la tête et de souffrir dans la poitrine.

23 Août. — Des applications de sinapismes ont fait disparaître la douleur. A l'auscultation du cœur, on entend distinctement dans la région un bruit de frottement péricardique, de va et vient. Pas d'augmentation dans la matité précordiale. Le soir, la malade perd connaissance pendant quelques instants ; en revenant à elle, elle reste froide, et en apparence dans le collapsus, avec un pouls presque imperceptible. On lui administre du brandy. Applications chaudes à l'extérieur.

24. — Pendant toute la nuit, la malade est au plus mal ; elle

a le corps couvert d'une moiteur visqueuse ; son pouls disparaît presque de temps en temps ; quand on peut le sentir, la radiale bat 120. Fortes doses de brandy et d'esprit aromatique d'ammoniaque. A midi, elle est un peu plus forte, ne souffre plus, respire bien. Le bruit de frottement n'a rien perdu de sa netteté.

25. — Etat à peu près stationnaire. Le bruit de frottement n'est pas tout à fait aussi distinct ; il y a maintenant une légère augmentation de la matité à la percussion. Dans les quatrièmes et les cinquièmes espaces intercostaux, à gauche du sternum, le son paraît légèrement plein.

26. — Elle paraît plus affaiblie. Mêmes signes à l'examen physique.

27 et 28. — Etat stationnaire.

29. — Aujourd'hui, pendant la visite, on note, à l'auscultation que les bruits du cœur ont pris un caractère très remarquable. Le frottement est remplacé par le bruit de glouglou, d'éclaboussures que produirait une baratte (churning splash), qu'on peut entendre surtout dans la région du cœur et qui devient plus distinct, quand la malade retient sa respiration pour un instant. On n'entend pas ce son à distance de la poitrine. La matité qu'on trouvait à la percussion du cœur a disparu, et ce qui domine actuellement c'est un son clair, presque tympanique, avec augmentation de plénitude dans la région précordiale. L'état d'extrême faiblesse de la malade ne permet pas de changer sa position dans le lit, et on ne peut ainsi déterminer les modifications apportées dans la percussion par le changement de posture.

30. — Mêmes signes physiques qu'hier.

31. — Mort.

Diagnostic vérifié à l'autopsie : cancer de la dernière partie de l'œsophage en contact avec le péricarde, péricardite, rupture de l'œsophage et pneumopéricarde.

OBSERVATION XVIII

(Thompson L'observation se trouve dans le livre de Walshe).

C'est un pneumopéricarde traumatique. La perforation avait été produite dans une tentative faite pour avaler un instrument fort émoussé, un couteau de jongleur. Le cas se termina fatalement.

La percussion de la région cardiaque donnait un son purement tympanique, point du tout tubaire ou amphorique, ce qui pour moi démontre que la proportion du gaz dans la séreuse était largement en excès. Aucun bruit de glouglou n'accompagnait l'action du cœur; il n'y avait rien de particulièrement bruyant dans les sons ordinaires du cœur, ou le frottement qui existait. Le phénomène vraiment distinctif consistait, au niveau de la région cardiaque, dans les modifications que subissaient la zone sonore ou mate, suivant qu'on faisait coucher le malade sur l'un ou l'autre côté.

OBSERVATION XIX

Walshe. Il n'y a pas de symptomatologie.

Homme de 47 ans, phtisique, porteur d'une large excavation du poumon gauche.

Le péricarde est complètement distendu par des gaz, donnant un son vraiment tympanique à la percussion. Pendant la percussion, il ne s'échappait nulle part des gaz, d'où la conclusion qu'il n'y avait pas de perforation du péricarde. On fit une petite ouverture au devant du sac, qui s'affaissa peu à peu, sans qu'un liquide s'échappât. L'extrémité supérieure du sac arrive au niveau de la première côte, la pointe du cœur correspond au cinquième espace : il y avait dans la séreuse cinq onces et demi d'une sérosité sanglante. Le gaz en s'échappant ne produisit aucun bouillonnement dans le liquide situé à la partie postérieure du sac; le liquide contenu dans le sac était d'abord acide; un papier réactif plongé de nouveau au dedans de lui, une fois qu'il fût sorti du sac, devint bleu après une exposition d'un moment à l'air.

« Du reste, ajoute Walshe, il y avait des traces évidentes de putréfaction dans différentes parties du corps; cependant une décomposition beaucoup plus avancée du cœur est fréquemment rencontrée dans le péricarde, sans qu'il y ait des gaz. Il doit donc y avoir quelque chose de spécial dans ce cas. »

OBSERVATION XX

Barth et Roger (Traité pratique d'auscultation).

Il s'agit d'un homme qui, dans une chute de trente-sept pieds de haut, s'était fracturé les deux bras.

« Avant l'accident, cet homme avait déjà éprouvé quelques troubles du cœur; il avait eu notamment une syncope, la nuit, trois mois auparavant.

En examinant la poitrine, on constate une sonorité anormale à la région précordiale; les bruits du cœur étaient sourds, et par intervalles, on entendait distinctement un bruit de flot, un glou glou qu'on ne retrouvait plus sur les points correspondants de l'estomac. Environ cinq mois après (8 avril 1858), chez cet individu, heureusement rétabli de ses fractures, il ne restait plus aucune trace du glou glou signalé plus haut.

A l'examen du cœur, on constatait alternativement un premier bruit fort avec un choc énergique, suivi d'un très léger choc avec bruit presque nul, et on ne comptait que trente-huit pulsations sur la radiale et sur la carotide. Le premier bruit du cœur était accompagné d'un souffle ayant son maximum au centre de la région précordiale, qu'on retrouvait avec un caractère plus sec et plus court à la base du cœur, mais ne se propageant pas dans l'aorte. »

OBSERVATION XXI

Morel Lavallée *Gaz. des Hôpitaux* (1864).

Un charpentier, âgé de 20 ans, tombe d'un septième étage, le dos en travers sur un soliveau du quatrième. Le soliveau s'était rompu, et la chute n'avait plus été arrêtée que par le sol.

Fracture comminutive et compliquée de la jambe gauche. Paraplégie incomplète. Hématurie. Shok.

Le lendemain, le malade raconte que pendant la nuit, il a été plusieurs fois réveillé par un bruit semblable à celui qu'on produit en soufflant dans une bouteille vide, qui se passait dans le côté gauche de la poitrine.

Examen dans le décubitus dorsal : Bruit hydroaérique sur le côté gauche, peu prolongé, peu intense, mais très net, résultant de l'agitation manifeste de quelques bulles de gaz avec un liquide, coïncidant avec la contraction des ventricules, mais ne se reproduisant qu'à des intervalles irréguliers 7, 8, 15 et 20 pulsations cardiaques. Quand il reparaît, il se répète quatre ou cinq fois sans interruption. Maximum au niveau du mamelon, à deux travers de doigts en dedans. Il s'étend de là, en s'affaiblissant, jusqu'aux limites de ce côté du thorax, en dépassant un peu le bord droit du sternum. Pour le percevoir, il faut que l'oreille touche la paroi. Le malade n'en a pas la conscience.

Le malade étant dans la position assise, on n'entend rien. Le bruit reparaît dans la position horizontale.

Il y avait un autre bruit, celui qui troublait le sommeil du sujet. C'était un bruit à résonnance argentine, rappelant le tintement métallique, mais plus ample, ressemblant à une grosse bulle qui éclaterait. Il naît de la base du poumon droit et remonte obliquement jusqu'à la clavicule gauche. Les bruits normaux du cœur n'ont pas d'altérations.

Le 13, le bruit de roue hydraulique n'existe plus. Léger frottement péricardique.

16, mort subite, en s'asseyant.

Autopsie. — Énorme déchirure multiple du péricarde à droite, le faisant aussi communiquer avec la plèvre qui était aussi très déchirée. Il y avait des adhérences entre les deux cavités, de telle sorte qu'on avait comme un vaste sablier. Le gros bruit à timbre métallique était constitué par une bulle volumineuse, remontant de sa source, la base du poumon droit ou du bas de la plèvre correspondante, le long de la tige du tablier coudé, jusqu'au haut du péricarde où elle éclatait.

La faible intensité du bruit de roue hydraulique, dit Morel-Lavallée, s'expliquait à merveille par le nombre et la largeur des déchirures péricardiques qui laissaient échapper l'air, sans qu'il pût être brassé avec le liquide, comme dans les autres cas.

OBSERVATION XXII

Morel-Lavallée *(Ga_ette des Hôpitaux)*.

Il s'agit d'un menuisier qui tomba d'une hauteur de six mètres sur le côté gauche

Fracture du crâne et de la clavicule.

Examen du cœur le jour même : Il y avait un bruit singulier, s'entendant à distance pour tous les élèves. A distance, il était intermittent et correspondait aux battements du pouls ; à l'auscultation, il était continu, avec un redoublement coïncidant avec la systole ventriculaire. Ce bruit pouvait être comparé à celui que produit le battement des œufs, ou plutôt le clapotement de l'eau sur une roue hydraulique.

Ce n'était ni une lésion valvulaire, ni une lésion péricardique, ni, comme dans le cas unique de Chaumette, une fracture de côtes, dont les fragments refoulés par les battements du cœur produisaient une sorte de crépitation spontanée. Le soir, on n'entendait plus le bruit. Le lendemain mort.

Autopsie. Au niveau de la partie interne du ventricule gauche, à trois centimètres de la pointe du cœur, rupture traumatique du péricarde, irrégulièrement arrondie et pouvant recevoir l'extrémité du petit doigt; en face rupture superficielle du ventricule. Liquide dans les plèvres.

On ne sut pas cette fois vérifier la présence de l'air.

OBSERVATION XXIII

Morel Lavallée (*Gazette des Hôpitaux*).

Homme de trente-sept ans, robuste, renversé par une voiture de maître qui le prend en écharpe sur le côté gauche. Vive douleur. Le malade ne se relève pas et crache une demi tasse de sang.

Examen du lendemain : Fractures probablement multiples des 4e, 5e, 6e, et 7e côtes. Ecchymose et emphysème de la paroi.

Bruit hydroaérique, bruit de moulin, se répétant à chaque contraction ventriculaire, durant un peu plus qu'elle, s'entendant dans la région précordiale, et jusque sous la clavicule avec une grande intensité; s'entendant de plus à distance, autour du lit, et empêchant le malade de dormir la nuit.

Rien à la palpation.

Le bruit rappelait par sa répétition régulière et par sa nature, celui d'une roue hydraulique dont les aubes battent à intervalles égaux l'air avec l'eau. Il se répétait 92 fois par minute. 92 P.

(Bandage de corps élastique. Tis. arnica. Pot. morphine : Bouillon.)

Le lendemain le bruit a diminué d'intensité et de durée. Il n'y a plus qu'un bruit isolé, comme formé d'une seule bulle, moins fort et ne s'entendant plus qu'après la contraction du ventricule.

Le lendemain, il n'y a plus qu'une seule bulle dans un rayon de cinq à six centimètres. En faisant asseoir le malade, on n'entend plus le bruit qui est distinct dans le décubitus dorsal.

Le jour suivant le bruit de moulin avait disparu.

Il y eut guérison. Il n'y avait pas eu de rupture du péricarde, dit l'auteur, mais une simple perforation par un fragment des côtes.

OBSERVATION XXIV.

Sœxinger (*Journal médical hebdomadaire de Prague* 1865, nᵒˢ 1 et 2).

Femme de 44 ans apportée dans un service de gynécologie pour des métrorrhagies.

Couchée sur le côté droit, elle a 108 pulsations et 70 respirations. Dans les autres positions elle a 56 respirations et 116 pulsations. Près de la malade, on entendait un bruit métallique, retentissant, gargouillant. Ce bruit est isochrone au pouls radial, il s'altère selon les mouvements respiratoires soit dans son intensité, soit dans son rhythme.

A droite la percussion donne des résultats normaux ; à gauche, depuis la clavicule jusqu'à la cinquième côte, du bord droit du sternum à la ligne axillaire, sonorité claire et tympanique, pas de matité précordiale. En aucun point du thorax, le choc du cœur n'était perceptible à la main. Dans le côté gauche de la poitrine, on entendait un bruit métallique, retentissant, humide, isochrone au pouls radial. Dans la partie droite du thorax murmure vésiculaire, au niveau de l'articulation du troisième cartilage costal, au tiers inférieur du sternum, et dans les carotides, claquements valvulaires très nets et non métalliques. La malade étant levée, le bruit de gargouillement garde le même rhythme et la même intensité. Dans le décubitus dorsal ou latéral, la matité précordiale et le choc du cœur ont disparu. La malade vécut encore six jours.

Autopsie.— Ulcère de l'estomac ayant perforé le péricarde. L'ouverture existait sur l'estomac, à deux centimètres du cardia ; sur le péricarde on en retrouvait une seconde , à la partie postérieure et à trois centimètres de la pointe. — « Le péricarde était peu recouvert par les poumons, très dilaté, donnant à la percussion un son tympanique ; beaucoup de gaz dans la cavité ; cœur rejeté à gauche et en bas, de taille moyenne, villeux à la surface, fibre musculaire molle, d'un jaune clair dans ses couches extérieures, rouge intérieurement. Endocarde mince. » Pleurésie droite. Hydronéphrose à droite. Œdème pulmonaire.

OBSERVATION XXV.

Bodenheimer (Revue clinique de Berlin 1865 n° 35 ; cette observation se trouve aussi, tout au long dans la thèse de Réynier).

N. 32 ans. Tentative de suicide. Coup de feu dans la poitrine, ayant laissé au dessous de la mamelle une ouverture large et ovale. Syncope d'abord ; puis pendant quelques jours on ne note au niveau du cœur que des bruits sourds et une matité précordiale augmentée.

Quinze jours après, le malade qui avait de la diarrhée se lève plusieurs fois ; le lendemain il était dans le collapsus, en proie à une forte dyspnée, et on entendait à chaque systole des bruits métalliques ayant le caractère du tintement. Sonorité exagérée sur le sternum ; et à gauche du sternum à la quatrième côte. Pouls petit, bruits du cœur diminués. Ceci se passait le 13 juin ; le 15 on note de l'abattement profond, une grande dyspnée, un pouls rapide, dépressible, dicrote et même intermittent. Dans le décubitus dorsal, on trouve, à l'examen du cœur : dans le deuxième ou troisième espace intercostal, à gauche du sternum, sur une largeur de six centimètres dans le second espace, de huit centimètres dans le cinquième, bruit systolique très intense... Sonorité normale sur l'extrémité supérieure du sternum, exagérée dans la moitié inférieure. A gauche du sternum la matité va jusqu'à la deuxième côte. Dans le deuxième espace intercostal gauche, à quelques centimètres du sternum, sonorité exagérée. Dans le reste du côté gauche, matité jusqu'au troisième espace, où la sonorité reparaît. A cinq ou sept centimètres à peu près du sternum, à gauche, dans le quatrième et le cinquième espace, sonorité. Le malade étant levé, la sonorité va jusqu'au quatrième ou cinquième espace. Au-dessous, matité absolue. A l'auscultation, disparition des bruits du cœur. A chaque systole, bruit métallique, surtout à la base de l'appendice xiphoïde et à gauche du sternum, où la matité est plus nette. Si l'on soulève le malade, ces phénomènes disparaissent.....

16 juin — mort.

Autopsie. Pas de pneumothorax. Au-dessous de la mamelle gauche, à travers la quatrième côte, on trouve le trajet de la balle déjà en voie de guérison..... « Le péricarde, anormalement distendu, donnait à la percussion une sonorité claire, anormale. A droite, il paraissait adhérent au poumon ; et dans les parties inférieures, il tenait au diaphragme. On piqua le péricarde, et il en sortit une grande quantité de gaz. Quand on l'eut ouvert plus largement, on y trouva du pus, des flocons fibrineux dans du liquide. La partie inférieure du péricarde parut bordée de nombreuses productions fibrineuses. A gauche, en avant, on remarqua un point rouge correspondant à la blessure. Du côté droit, sur trois centimètres en largeur, on trouvait une cicatrice toute fraîche. La partie voisine du poumon paraissait intacte. Le cœur était bordé de dépôts fibrineux et en deux endroits adhérait au péricarde. » Traces de myocardite récente. Sérosité dans les deux plèvres, et surtout à droite.

Pour Bodenheimer; le péricarde avait une cicatrice qui se rompit le douze on treizième jour, et il y eut ainsi arrivée de l'air dans le péricarde.

OBSERVATION XXVI
Grüttner (Clinique Allemande 1865 n° 40).

Un fort et robuste forgeron reçut dans une rixe un coup de couteau, dans la région du cœur. Le malade sentit à peine sa blessure, qui fut pourtant remarquée par ses compagnons. Un médecin appelé fit la suture, ordonna des compresses froides et du repos. Le malade regagna son domicile sans peine. Le jour suivant, il était encore en bon état. Le troisième jour, trente-six heures environ après sa blessure, le blessé eut tout à coup une syncope; forte dyspnée, sueurs froides et abondantes au front, visage couvert d'une pâleur mortelle. Un médecin de nouveau appelé, rouvre la blessure d'où s'écoule une certaine quantité de sérosité sanglante; aussitôt l'oppression cesse et l'état général s'améliore. Les jours suivants, mêmes accidents, de nouveau soulagés par la pression sur la région du cœur, pression qui donne toujours issue à de la sérosité sanglante.

L'examen du malade pratiqué le troisième jour donne matité précordiale augmentée, surtout à droite; le cinquième jour cette matité a tellement augmenté, qu'elle dépasse d'un pouce et demi le bord droit du sternum. Supérieurement, inférieurement et à gauche, elle ne dépasse que peu les limites normales. Au milieu de la matité, on trouve un endroit évidemment plein d'air, à la percussion. Bruits du cœur faibles, mais normaux. Le cinquième jour après la blessure, apparaissent pour la première fois des bruits de frottement. De jour en jour, le pouls devient plus petit, plus filiforme, et très irrégulier. La sérosité qui s'écoule de la blessure, et qui était d'abord sanglante est maintenant purulente.

A part une grande dyspnée, l'état général du malade est bon ; point d'altérations des organes des sens, pas de céphalalgie ; pas de picotements au bout des doigts, pas de signes de l'invasion de l'acide carbonique dans le sang.

Jusqu'au jour qui précéda la mort, le teint resta rouge, légèrement cyanosé. Pas de température. Le refroidissement, qui trois jours avant la mort glaça les pieds et les mains, resta limité aux extrémités. Avec tout cela, ce malade était assez fort encore, pour marcher tout seul, aller à table, et manger de bon appétit. Il pouvait occuper dans son lit toutes les positions ; pourtant celle qu'il préférait, était d'être demi couché sur le côté gauche.

Le septième jour de la blessure, mort.

L'autopsie donne ce qui suit : La plaie extérieure, longue de deux pouces à peu près, est entre la sixième et la septième côtes, à un pouce et demi, à gauche du sternum. Le trajet de la blessure, qui s'est beaucoup rétrécie, va en haut et à droite sur la sixième côte, jusque sur le milieu du sternum, le perfore à la hauteur de la jonction de la cinquième côte, et pénètre dans le péricarde par une étroite ouverture. Cette ouverture est large de deux lignes ; elle est comme valvulaire. Cœur couvert de dépôts floconneux de fibrine. La face inférieure du péricarde est, dans toute l'étendue de ses adhérences avec le diaphragme, colorée en rouge sombre. Les vaisseaux du cœur sont vides de sang. Le bord inférieur a une apparence normale. L'oreillette droite est injectée. Les poumons, l'aorte, le foie, les reins contiennent peu de sang. Seuls, la rate et les tissus cérébraux sont très injectés. Inflammation purulente du médiastin, de la plèvre, ou des poumons, absente. Le péricarde, plein d'air et de liquide purulent, a les limites indiquées par la percussion.

OBSERVATION XXVII

Eisenlohr. (*Revue Hebdomadaire* Clinique de Berlin 1873. N° 40).

H. Ichafer, 30 ans, journalier, fut amené dans la clinique du professeur Hofrath Friedreich, le 14 mars 1873. Depuis longtemps, symptômes d'une affection pulmonaire. Toux et hémoptysies depuis cinq ans. Pleurésie droite depuis octobre 1872. A l'entrée on constate un épanchement à droite. Le 19 mars, thoracentèse dans le sixième espace, avec un trocart. Issue de trois litres de sérosité fibrineuse. Le 20, frisson et élévation de température: 40°.4; les jours suivants l'épanchement prit une allure purulente, et l'on vit se succéder les symptômes d'un pyopneumothorax. En avril, établissement d'une fistule dans le point de la ponction, issue d'une grande quantité de pus. Lavages désinfectants, mais les accidents septiques se développent de plus en plus.

Le 1ᵉʳ mai, frottements à gauche.

Le soir du 3 mai, apparition de nouveaux symptômes physiques dans la région du cœur : « Sonorité claire et tympanique, dans la partie inférieure, jusqu'à la ligne mamillaire. La percussion énergique donne une ressonnance métallique. Si l'on approche l'oreille de la poitrine du malade, on entend, déjà à une certaine distance, un bruit intense de fluctuation isochrone aux mouvements respiratoires, suivi de bruits rapides. L'auscultation révèle les mêmes phénomènes avec plus de netteté. Les bruits inspiratoires et expiratoires paraissent, tantôt comme un frottement rude, comme un gargouillement obscur et profond, tantôt comme un clapotement à timbre métallique et musical. Avec quelque attention, on trouve aux bruits du cœur un timbre retentissant particulier. Le malade étant couché sur le dos, on ne perçoit pas le choc du cœur, on trouve peu de traces de la matité précordiale. Si l'on soulève le malade, le choc du cœur dans le cinquième espace, et la matité qui est limitée ne se montrent pas seulement, mais la sonorité fournie par la percussion change, et elle paraît plus élevée que dans la position horizontale.

Dans le retentissement du gargouillement rhythmique, il y avait un changement après chaque modification de la position du corps; pourtant, une auscultation attentive ne pouvait pas établir de distinction suffisante, étant donné la masse des phénomènes stéthoscopiques. »

Diagnostic : pneumopéricarde, par perforation consécutive au pyopneumothorax droit.

Il n'y eut guère à noter depuis, qu'un affaissement progressif, une chute de la température, et une dysphagie due probablement à la compression de l'œsophage par le péricarde dilaté. Mort dans la nuit du 4 au 5 mai. Pendant l'agonie, les bruits du cœur étaient restés retentissants.

Autopsie : A droite, pyopneumothorax type. « Dans la partie inférieure de cette cavité pleurale, à l'endroit où la plaie touche au feuillet pariétal du péricarde, perte de substance de la dimension d'un groschen, avec des bords saillants. Elle établit une communication directe avec le sac péricardique qui est rempli de pus et de gaz ; le péricarde pariétal est tuméfié, épaissi, purulent. Il en est de même du péricarde viscéral. » Dans la cavité pleurale gauche, un peu de pus. Lésions tuberculeuses, paraissant avoir une tendance cicatricielle. Bronchopneumonie à gauche . En outre , fausses membranes diphtéritiques de l'ilion.

Comme il y avait aussi des traces de péricardite, Eisenlohr se pose la question suivante : Le pneumopéricarde était-il dû à la perforation de la séreuse par le pus du pyopneumothorax ou à une péricardite qui aurait ulcéré le feuillet pariétal au point indiqué. Il admet la première hypothèse.

OBSERVATION XXVIII

Moore. Il s'agit d'un cas de ponction du péricarde avec injection
iodée.

Les symptômes suivants sont notés dans le cours de cette
observation :

Le 20. — Introduction de l'air.

Le 22 et le 23. — L'air introduit donne un son tympanique à la percussion. On entend le bruit de moulin, sur
toute la partie extérieure de la poitrine ; il couvre presque
les bruits du cœur. On l'entendit jusqu'au 27, époque à laquelle de nouveaux symptômes d'épanchement se produi-
sirent.

OBSERVATION XXIX

Danlos. Bulletins de la Société Anatomique.

Marguerite Bourniquet, 11 ans et demi. Service de Bouchut. Début de la maladie remontant à six semaines. Péricardite, ponctions répétées.

A la cinquième, au moment où on retire la tige du trocart,
pour joindre la canule à l'aspiration, on entend à deux
reprises un bruit que Bouchut attribue à la pénétration de
l'air dans le péricarde.

Les jours suivants, rien de particulier qu'un bruit skodi-
que très marqué, au niveau de la moitié supérieure du sternum.

14 Novembre. — L'enfant étant très mal, huitième ponction. Cette fois, avant d'ajuster l'aspirateur, on entend un
bruit très léger d'aspiration d'air. Aussitôt après en auscultant, on entend jusqu'à la base du sternum, un bruit de gar-

gouillement rhythmique, dont les oscillations sont isochrones aux battements du cœur. Deux jours après, l'enfant meurt. Le gargouillement avait persisté, jusqu'à la fin.

A l'autopsie, le péricarde ayant été intéressé, en ouvrant le thorax, on ne put s'assurer s'il contenait une petite quantité d'air.

La malade était tuberculeuse. Elle vécut 35 jours, eut huit ponctions ; et pendant toutes ces ponctions, le cœur fut piqué deux fois.

OBSERVATION XXX

Fetzer (Journal de correspondance du corps médical
Wurtembergeois p. 316). 1874.

« Bien que le sujet de l'observation suivante soit mort depuis quatre ans, je la crois digne, à plus d'un point de vue, d'être rapportée.

Le fait se rapporte à la guerre Franco-Allemande de 1870. Le voici d'après nos notes prises pendant la campagne.

Le dragon prussien Winnech reçut le 2 décembre 1870 à la bataille de Champigny, un coup de carabine dans le côté droit. La balle pénétra en avant, au-dessous de l'apophyse coracoïde entre le pli axillaire et la partie la plus élevée de l'empreinte deltoïdienne. Pas d'autres blessures.

L'entrée du malade, dans mon service, eut lieu quelques jours après ; il avait passé ces quelques jours dans un autre service.

A un premier examen, je lui trouvai l'articulation de l'épaule un peu tuméfiée ; la tête humérale était quelque peu épaissie, mais on ne trouvait pas de solution de continuité appréciable. Ni le doigt, ni la sonde ne relevaient de fracture de la tête, non plus qu'une ouverture de l'articulation. Les mouvements de l'articulation étaient diminués, mais se faisaient sans craquements. L'intervention chirurgicale était contre indiquée.

Les jours suivants, sous l'influence du froid, survinrent de fortes douleurs au niveau de l'article ; la région se tuméfia, devint enflammée ; le malade prit la fièvre et déclina rapidement.

Le 11 décembre dans l'après midi, il fut subitement, et sans cause appréciable, pris de lancées violentes et de douleurs vives dans la région du cœur. Visage et extrémités cyanosés et froides, pouls petit et très fréquent, peau couverte d'une sueur froide. Le malade restait dans son lit, gémissant, parlant avec peine pour se plaindre de sa dyspnée et d'une sensation de poids sur la poitrine. A une distance de deux ou trois pas on entendait un bruit de gargouillement analogue à celui que produirait un liquide secoué dans une bouteille à demi-pleine. A la percussion, on constate que la matité précordiale est remplacée par une sonorité tympanique. Bruits du cœur faibles, difficiles à entendre, couverts par un bruit métallique isochrone aux mouvements du cœur.

Rien d'anormal aux poumons.

Plusieurs médecins militaires de l'armée Saxonne, le professeur Braun portèrent le diagnostic de pneumopéricarde. L'état désespéré du malade s'opposait à la paracentèse du péricarde, et on administra des narcotiques au malheureux, qui depuis cinq heures suffoquait, et devenait de plus en plus insensible. »

Autopsie : fracture incomplète de la tête humérale, arthrite suppurée de l'épaule, abcès métastatiques dans la rate.

« Pour se convaincre de la présence de l'air dans le péricarde, le professeur Braun enfonça dans le troisième espace intercostal, à un pouce en dehors du bord mamelonnaire un trocart, à travers la paroi thoracique, remplit un vase d'eau y plongea l'instrument et retira le sytlet. Il sortit un peu de gaz inodore. Alors le thorax fut ouvert, le cœur et le péricarde enlevés. Le péricarde n'avait pas d'air, il ne contenait qu'un peu de sérosité ; ni pus, ni sang, ni liquide séreux. Pas de lésions macroscopiques apparentes. Le cœur paraissait sain ; pas d'air dans les vaisseaux. Rien aux

poumons, ni aux plèvres. Pas traces de cavernes pulmonaires ; œsophage et estomac intacts. »

Malgré les résultats de cette nécropsie, un peu négative ; il
faut l'avouer, Fetzer admet absolument l'existence, à un
moment donné, d'un épanchement gazeux aigu dans le sac
péricardique, et discute longuement son opinion. Le blessé
sous le coup d'une septicémie des plus graves, éprouva une
« infection tellement intense du sang que celui-ci produisit,
par exhalation, des gaz dans le sac péricardique. » Les gaz
disparurent probablement après la mort, pendant les douze
heures qui précédèrent l'autopsie.

OBSERVATION XXXI.

Forseyth Meigs (American Journal of med. Sciences. Janv. 1875, p. 81, —
Résumée dans la revue de Hayem.)

Il s'agit d'un jeune homme de 18 ans présentant comme
antécédents une pneumonie catarrhale et deux pleurésies
d'origine suspecte.

Le 2 mars on note les symptômes d'une péricardite (matité
et frottements).

Le 5 on constate un phénomène qui paraît avoir débuté
pendant la nuit ; c'est un son particulier, perceptible à trois
ou quatre pieds du lit du malade, et qui rappelle le bruit
rhythmé de l'ancienne baratte.

« Voilà ce que je remarquai à l'auscultation du cœur.
Les deux bruits cardiaques et le frottement étaient accom-
pagnés du bruit métallique le plus extraordinaire que j'ai
jamais entendu, et suivis de bruits de clapotements que l'on
entendait à distance. L'écho métallique et les bruits de clapotement rappelaient tellement le son amphorique, et le
bruit de succussion du pneumothorax que l'idée d'un mélange de gaz et liquide dans le péricarde me vint de suite à
l'esprit. La percussion donnait un son tympanique dans la

région cardiaque, et même un peu au-delà, de sorte que l'on aurait pu croire à un pneumothorax, mais la limitation des bruits à la partie moyenne de la poitrine et l'existence du murmure vésiculaire au-dessous de ce point, rendaient cette hypothèse très probable. » Le 6 mars, persistance des mêmes phénomènes à l'auscultation, il s'y ajoute un tintement métallique, et la sensation d'un clapotement à la palpation.

Mort le 8 mars, sans qu'il y ait eu des changements dans ces bruits anormaux.

A l'autopsie, péricarde énormément distendu, donnant une sensation d'élasticité très remarquable. Une ponction avec une canule fine, munie d'un tube, permit de faire dégager les gaz sous l'eau. On vit alors se former de larges bulles non inflammables, et sans aucune odeur. Il y avait en outre une péricardite avec épanchement.

En examinant avec soin l'œsophage, on trouva une petite perforation toute déchiquetée, pouvant recevoir l'extrémité de la sonde. Cette perforation conduisait directement, par un trajet admettant l'extrémité du petit doigt, jusqu'à la partie supérieure du péricarde.

Pleurésie double; quelques points caséeux dans les poumons, mais « pas de tubercules ».

Pour Forseyht-Meigs, la perforation du péricarde s'est faite de dedans en dehors, et non de dehors en dedans.

OBSERVATION XXXII

Leonpacher (*Journal hebdomadaire médical de Bavière*, 1885, n° 44).

Jean X***, 36 ans, domestique, tombe d'un grenier à foin sur une aire à battre. La chute se fit sur les reins, et le malade fut de suite en proie à une vive suffocation. Un chirurgien appelé le saigna et constata qu'on entendait les bruits du cœur dans toute la chambre.

Leonpacher note quelques heures après : « A la distance
d'un mètre, on entendait deux bruits clairs successifs, dont
le premier était isochrone au choc de la pointe du cœur. Le
deuxième bruit était plus prolongé que le premier ; tous deux
étaient gargouillant, en jet de vapeur ; on aurait dit du
liquide s'échappant d'une bouteille. La pointe du cœur bat-
tait à un centimètre en dehors, et à deux centimètres au dessous du mamelon gauche, vers la cinquième côte. Extérieu-
rement, à chaque battement du cœur, le thorax éprouvait
une légère secousse. Ces bruits n'accompagnaient pas toutes
les systoles. A plusieurs reprises les bruits redevinrent normaux et sans accompagnement. »

En outre, il y avait au niveau du cœur une zone de sonorité tympanique, séparée du poumon par une bande de matité, indice d'un épanchement de sang dans le péricarde. On
constatait aussi dans la plèvre l'existence du même liquide.

Les bruits de gargouillement disparurent vite et le malade
guérit complètement. A aucun moment, on ne constate de
fractures à la partie postérieure du thorax. Pour Leonpacher, cette chute terrible chez un individu alcoolique, dé-
chira légèrement le poumon, puis le péricarde adhérent à la
plèvre. La déchirure ne dut pas être considérable, car elle
guérit rapidement et le malade n'eut jamais de crachats san-
glants.

Le traitement se borna à un repos absolu sur le côté, à
l'observation d'une diète relative, à quelques infusions de
digitale et à l'administration des narcotiques.

OBSERVATION XXXIII

Muller (Archives de Cliniques médicales 1879, 24ᵉ vol. p. 158. —
Analysées dans la revue de Hayem.

Jean Helzinger, 34 ans, entre le 19 mai 1876 à la clinique.
Pas d'antécédents pathologiques. Il y a quatre semaines

pneumonie gauche. Le malade se remettant lentement, se décide à rentrer, se plaignant entre autre chose d'une dyspnée assez intense et de palpitations.

On note l'existence d'un épanchement pleurétique à gauche. A l'auscultation du cœur, ni frottements péricardiques. ni souffles d'endocardite. Pas d'albumine dans les urines.

Le 20 mai à midi, température élevée, vomique ; le malade est transporté le 23 dans la clinique de Huguenin. La matité précordiale est augmentée, et on entend un frottement péricardique. On porte le diagnostic de : péricardite, empyème du côté gauche, avec passage à travers le poumon. Pas de signes de pneumothorax. Traitement : repos, quinine.

Le 29, amélioration des symptômes subjectifs et objectifs, On commence à douter de la pleurésie purulente.

Le 8 juin, à ma visite du matin, je trouvai au cœur un tel changement à l'auscultation, des phénomènes si significatifs, si évidents, que lorsque le professeur Huguenin fit sa visite, je lui affirmai que le malade avait un pneumopéricarde. Le professeur Huguenin confirma mon diagnostic, et le malade fut encore transporté, le matin même, à la clinique.

La veille au soir, le malade ne présentait rien de bien extraordinaire. Mais plus tard, survint une céphalalgie et une oppression telle que le malade n'avait jamais autant souffert. La nuit fut pénible, le sommeil très agité. Ce matin, le facies du malade est visiblement plus pâle que jusqu'à présent. La respiration et les mouvements du cœur sont accélérés. Pouls plus petit encore que la veille.

Le patient est inquiet, anxieux. Celui qui a encore vu, la veille, le malade, reconnaît, au premier coup d'œil, que son état a empiré. Le malade n'accuse pas de douleurs thoraciques, mais il est oppressé et se plaint d'une sensation de resserrement, dont il n'a pas parlé à la visite du soir. L'examen donne ce qui suit : La matité relative du cœur est plus petite qu'hier. Pointe du cœur vers la septième cô e. Bruits reten-

tissants; on entend comme un bruit de flot, de gargouillement hydroaérique. Tous les attachés à la clinique furent
invités à examiner le malade ; ils sont étonnés de la sonorité
des bruits trouvés à l'auscultation. Ces phénomènes sont
tellement significatifs, qu'à aucun point 'de vue, on ne peut
douter de l'existence d'une cavité dans laquelle des gaz et des
liquides sont agités par le cœur. L'amas gazeux n'est pas
énorme, car l'étendue de la matité du cœur n'a que peu diminué depuis la veille, et les phénomènes subjectifs n'ont
pas été bien loin. Traitement : repos absolu, arrêt de la
toux par les narcotiques, application de glace sur le péricarde.

Dans le cours de la journée, j'auscultai de nouveau le malade, et spécialement le cœur. Les phénomènes de la percussion restent les mêmes. Pas de nouvelles complications. Le
soir, température 37°5. Pouls, 104, petit et rapide. État
général non empiré. Pas de signe de pneumothorax.

Le 9 juin, au matin, on ne distingue plus de bruits métalliques au cœur ; le patient n'a pas de fièvre. Son état général
est aussi bon qu'à l'ordinaire.

Le 13 et le 14, on put retrouver, dans toute leur netteté,
les phénomènes métalliques ; seulement le bruit de flot n'est
plus aussi net. La fissure pulmo-péricardiale s'était, en effet,
ouverte de nouveau, et l'air avait pu encore pénétrer dans le
péricarde.

24 juin. — Ponction explorative de l'épanchement pleurétique. Le liquide retiré n'est formé que par de la sérosité
claire. Il n'y avait donc pas eu pleurésie purulente, mais
épanchement purulent du péricarde dans les bronches; on
pouvait affirmer l'existence d'une fistule pneumo - péricardique. »

Depuis, le malade alla de mieux en mieux, et il sortit complètement guéri, le 25 juillet. Un an plus tard, quelques
palpitations seules persistaient, et il ne lui restait plus aucun
signe de sa blessure du péricarde.

OBSERVATION XXXIV

Muller.

Auguste Egolf, 28 ans, entre le 7 novembre 1875, dans le service du professeur Huguenin. Le 5 novembre au soir, il avait été pris entre deux masses de pierres qui appuyèrent sur les parties latérales du corps.

A l'entrée on constata :

« Corps musclé, fort et bien entretenu. Visage livide, exprimant la douleur et la dyspnée. Respiration très difficile, à 36. Pouls 120, Temp. 38°4. La moitié gauche du thorax est dilatée. Emphysème sous-cutané, sur le côté gauche, jusque dans la région axillaire, mais ayant respecté la région cardiaque. Fractures de la cinquième et de la sixième côte, dans le voisinage du cœur. Un médecin de Zurich, qui avait envoyé le malade, avait annoncé une blessure du péricarde. Fracture des deux clavicules, au voisinage de l'acromion.... A l'auscultation du cœur on trouve les signes indiscutables d'un pneumopéricarde : à la place de la matité du cœur, on trouve dans toute la région une sonorité aiguë, nettement tympanique. A l'auscultation, bruits métalliques isochrones aux battements du cœur.

Pas de signes de pneumothorax. — Traitement : repos absolu, vessie de glace, diète complète, morphine. L'état général est si grave, qu'on porte un pronostic funeste.

8 Novembre. — Le bruit hydroaérique du cœur a disparu.

10 Novembre. — Les bruits anormaux ne se sont pas reproduits dans la région précordiale. Le malade est très agité. Toutes les six heures, 0,03 de morphine.

Depuis, le malade alla de mieux en mieux. Vers le 29 Novembre, on constata un bruit passager de frottement.

19 Janvier. Egolf sort guéri.

OBSERVATION XXXV.

Muller.

Frédéric Kormann, 21 ans, entre le 20 mai 1878, dans le service de chirurgie.

« La nuit dernière, le malade a reçu, dans une rixe, un coup de couteau dans le côté gauche. Aussitôt après sa blessure, il se rendit au cabaret le plus proche, éloigné de deux cents pas, et se déshabilla. La blessure saignait abondamment ; en attendant les secours du médecin, on appliqua sur la blessure des compresses froides. Pendant une demi heure le malade perdit beaucoup de sang ; enfin, un médecin arrêta l'hémorrhagie. Le patient fut mis au lit, les compresses froides furent continuées jusqu'au matin, moment où le malade fut transporté à l'hôpital.

Le malade fut examiné sur le brancard, et grâce à la complaisance de mon collègue, le docteur Fritzche, qui me fit appeler, j'eus la possibilité d'examiner le malade à son arrivée, et de constater une blessure du péricarde, avec pneumopéricarde. »

Le blessé est robuste ; lèvres et gencives bleuâtres. Face pâle et inquiète.

Dyspnée.

La blessure existe à cinq centimètres au dessus du mamelon, un peu en dedans de la ligne mamillaire. Autour de la plaie, sur l'étendue d'une main d'enfant, emphysème sous-cutané.

On put rejeter, avec certitude, l'existence d'un pneumothorax.

« A l'examen du cœur, on constate, à la place de la matité, sur l'étendue d'une main très petite, une sonorité très belle, tympanique, qui s'étend de la mamelle au bord gauche du

sternum. Le tympanisme ne coïncide pas avec l'emplace-
ment de l'emphysème sous-cutané qui est situé au-dessus.
Les mouvements du cœur sont faibles ; la pointe bat directement au dessous du mamelon. »

A l'auscultation, on entend, sur tout le cœur, principale-
ment à la pointe, un bruit retentissant, en jet de vapeur, un
bruit de succussion, qui coïncide rigoureusement avec les
mouvements du cœur, et tout à fait indépendant de la respiration. Les bruits du cœur, métalliques et retentissants, sont
presque couverts par le gargouillement; pas de crachats san-
glants ; pas de douleurs dans la région du cœur.

Traitement : Repos absolu, vessie de glace sur la région
cardiaque, aliments liquides, 15 gouttes par heure du mélange
suivant : Morphine 0,10; eau de lauriers-cerises 20.

Ceci se passait à une heure du soir; à 5 heures, l'emphysème a presque disparu, et les bruits métalliques sont moins
marqués; à 7 heures, on n'entend plus que quelques sons
métalliques, bruit fin de frottement. Disparition presque
complète du tympanisme.

21 mai. On constate toujours l'existence du frottement
péricardique. Malgré un épanchement pleurétique intercurrent,
le malade alla de mieux en mieux depuis ; et le bruit de frottement prit un caractère de bruit systolique rude. Il faut dire
que la matité précordiale augmenta peu à peu pendant quelque temps, et que le malade dût attendre au 15 août, pour
être en pleine convalescence.

La blessure était située au-dessus de la troisième côte, en
arrière de la ligne mammaire ; elle était à peu près verticale,
et se présentait sur une largeur de deux centimètres.

Dans le petit travail de Muller, on trouve encore
cités : le cas de Wys où un épanchement péricardique
se fit jour à l'extérieur par la paroi thoracique, et
deux cas analogues de Sabatier et de Fabricius.

OBSERVATION XXXVI

Reynier

Bompex, 59 ans, maçon, tombe d'un échafaudage, d'un second étage. Etat général mauvais. Pouls presque imperceptible et dépressible. Fracture comminutive du coude droit.

A l'auscultation du cœur, on n'entend pas les bruits cardiaques, mais un bruit de souffle isochrone aux mouvements respiratoires.

A la fin de l'expiration, ce bruit de souffle prend un tintement métallique. Assis, le malade présente un bruit de clapotement métallique, analogue à celui qu'on produit, en battant de l'eau avec une cueiller dans une cruche. Mort trois heures après.

Autopsie. — Fractures multiples du bassin, des côtes ; déchirure du péricarde établissant une communication avec la plèvre droite.

OBSERVATION XXXVII

Guttmann (*Revue clinique de Berlin*, Avril 1880).

Wilhem K. 36 ans, journalier. En janvier 1880 début d'une pleurésie droite qui s'accompagna bientôt de températures élevées.

A la visite du soir du 9 janvier, on constatait un bruit métallique du cœur, perceptible quand on approchait du lit du malade.

Le lendemain, à midi, on constate que le choc du cœur produit un bruit métallique distinct, à une distance d'un pied du lit du malade, de telle façon, qu'à cette distance on peut compter exactement le nombre des battements. A l'auscultation, on ne perçoit dans toute la région du cœur que le premier bruit. Il a un timbre métallique très net, et est très intense. Ce son métallique se propage dans tout l'abdomen. Dans toute la région qui avoisine le cœur, sonorité profonde, claire et tympanique.

La région précordiale est fortement voûtée ; le choc du cœur est diffus dans le cinquième espace intercostal gauche.

A l'auscultation on constate que les poumons paraissent refoulés par l'épanchement du péricarde ; persistance de l'épanchement pleurétique.

Dyspnée considérable, cyanose, sensations douloureuses au niveau du cœur. Injection 0,005 de morphine.

11 janvier. — Le son métallique des bruits du cœur a disparu ; à peine peut-on percevoir quelques traces appréciables des battements du cœur. A droite, dans le voisinage de la pointe du cœur, tintement métallique, à chaque expiration. Tympanisme de la région cardiaque persistant, mais un peu moins accusé vers la pointe du cœur. Pouls petit à 130, régulier.

Le soir, les bruits du cœur ont repris leur timbre métallique, mais moins accusé qu'auparavant. Le tintement métallique qui accompagnait l'expiration a disparu. Abattement extrême. Pouls 150.

Mêmes phénomènes à la percussion. La dyspnée et la cyanose ont augmenté. Mort le 12 janvier à 3 heures du matin.

Autopsie. — « Le péricarde apparut distendu par une énorme quantité de gaz, occupant à peu près les limites indiquées par la percussion. En longueur, il s'étend de la deuxième à la sixième côte. Transversalement, il va de la ligne axillaire gauche, à peu près jusqu'à la ligne parasternale droite ; à droite du bord du sternum, il s'étend de la deuxième à la sixième côte, le dépassant dans sa plus grande largeur (au milieu) de deux à trois, même de quatre cent. Dans sa plus grande largeur il mesure vingt-quatre centimètres, et dans le reste vingt-deux.

Telle était la tension du péricarde gonflé d'air, qu'il était comparable à un coussin à air fortement rempli. Par suite de cette colossale extension du péricarde, les poumons sont complètement refoulés sur les côtés, et à peu près entièrement retirés. Quelques adhérences récentes entre les plèvres et le péricarde. Pleurésie droite.

L'estomac présentait vers le cardia, à la partie postérieure de la petite courbure, une ouverture, régulièrement ovalaire, longue de un cent. et demi et large de un cent., paraissant faite à l'emporte-pièce. C'était l'ouverture d'un ulcère cicatrisé de l'estomac, qui débouchait directement dans le péricarde, à travers les adhérences du diaphragme.

L'ouverture du péricarde était à la partie postérieure ; elle avait un cent. de diamètre, les bords en étaient lisses. Le trajet qui unissait l'estomac au péricarde avait un cent. et demi de longueur. Il était direct.

Le péricarde contenait à peu près 3o grammes d'un liquide purulent, à odeur désagréable. Même après l'évacuation des gaz, le péricarde a l'aspect d'une énorme poche, dont le cœur n'occupe qu'une faible partie.

Restent les observations dont nous n'avons pu nous procurer le texte; celle de Duchek (*Traité des maladies du cœur*, Erlangen 1862) ; celle de Rosenstein publiée dans la thèse inaugurale de Timmer (il s'agit d'un ulcère de l'estomac); une de Conn, de New-York, cité par Jaccoud ; une dernière d'Oppolzer, dans laquelle les bruits, entendus à l'auscultation, rappelaient ceux des grains de plomb dans un canon de fusil.

OBSERVATION XXXVIII

Personnelle, recueillie dans le service de M. Daniel Mollière.

PNEUMOPÉRICARDE TRAUMATIQUE. — PÉRITONITE. — GUÉRISON.

Jean Joseph Maletaz, 20 ans, tourneur sur fer, voulut dans la soirée du dimanche 12 février 1882, s'interposer dans une rixe. Il avait pris la défense d'un ouvrier Français contre deux Italiens, et se trouvait avoir le dos tourné quand un des Italiens lui porta en arrière et au-dessous de l'épaule gauche un coup de canne à épée.

Maletaz eut immédiatement une sensation d'oppression accompagnée de vives palpitations. Il s'assit sur un banc, ne sachant à quoi attribuer ces symptômes subits. Prévenu alors de la présence de la lame qui était restée fixée dans la plaie, il l'arracha lui même. Il y eut à ce moment une hémorrhagie insignifiante ; y eut-il issue de bulles d'air par la plaie, le blessé reste muet à cet égard, il se rappelle simplement que la lame avait pénétré de la longueur du doigt à peu près.

Le malade qui se trouvait en ce moment à Oullins, ne s'en rendit pas moins à pied à Lyon. Seulement il ajoute qu'il aurait éprouvé ce soir là comme une sensation de froid dans l'abdomen.

Le 13 et le 14, le malade était oppressé, il éprouvait des palpitations ; cependant il se promenait encore et mangeait, avec peu d'appétit d'ailleurs.

Dans la nuit du 15, vomissements ; le lendemain matin, le malade qui souffrait depuis la veille d'un point douloureux dans la fosse iliaque droite, se présente à l'hôpital. Au moment où il arrive dans la salle, M. Mollière qui se trouvait là l'examine et annonce immédiatement un cas rare d'hydropneumopéricarde. La main placée sur le thorax, au niveau du cœur, avait en effet la sensation absolument nette de râles métalliques sous crépitants accompagnant le choc de la pointe.

Depuis, Maletaz devait montrer simultanément, un hydropneumopéricarde et une péritonite, évoluant chacun pour leur propre compte. Voici les détails de l'observation pris jour par jour, le matin et le soir.

16 Février. — Soir : Le malade ne peut être examiné que couché :

Appareil circulatoire : Sonorité dans toute la région cardiaque, surtout à la partie antérieure du sternum.

A la palpation, la pointe du cœur bat un peu en dedans du mamelon gauche; on a à chaque systole la sensation d'un traînement glutineux de la pointe. Toutes les trois ou quatre systoles, on a sous la main la sensation d'une grosse bulle métallique qui éclaterait.

A l'auscultation, les bruits du cœur se font entendre sous forme de galop lointain et sourd ; il s'y ajoute à la pointe les mêmes bulles métalliques qu'on avait à la palpation, revenant ici encore par conséquent toutes les trois ou quatre systoles. En remontant vers le sternum, elles prennent le caractère de gargouillement, puis plus haut presque de râles crépitants, toujours avec un timbre métallique. Ces bruits ont d'ailleurs un caractère très irrégulier ; par moments ils se transforment en vrai bruit de moulin, mais toujours métallique. Enfin ils sont d'une façon générale très intenses, et persistent quand on fait suspendre la respiration.

120 Pulsations. Pouls un peu dicrote, mais assez fort et sans intermittences. Les palpitations ont diminué, et le malade n'a aucune tendance à la syncope. Pas de points douloureux, sur le trajet du phrénique. Pas de dysphagie.

Appareil pulmonaire : On examine d'abord la plaie. C'est actuellement une simple petite cicatrice linéaire; elle siège à gauche, à trois travers de doigts de la ligne axillaire postérieure, vers le sommet de l'omoplate.

Le malade était oppressé à l'entrée, mais sa dyspnée a dimi

nué depuis qu'il est couché. Trente-six inspirations en moyenne.

Pas de crachats hémoptoïques; du reste le malade n'a eu qu'une seule fois, dit-il, dans la matinée du lundi, un crachat strié de sang. Quelques quintes de toux rendues très douloureuses par leur retentissement abdominal. Pas de points de côté. L'examen des signes subjectifs est impossible, à cause des douleurs provoquées dans le ventre par le moindre mouvement.

Examen de l'abdomen. — La malade vomit depuis 24 heures. Point douloureux à la palpation, en avant et au-dessous des fausses côtes gauches ; mais la douleur est bien plus intense en bas et à droite un peu au-dessus du canal inguinal. Ventre en bateau. T. R. = 40°.

Prescription. — Inj. morphine. Pot. avec chlorhyd. d'ammoniaque 5. Limonade gazeuse. Vin d'Espagne.

17 février matin. — La malade n'attire l'attention que sur le point de la fosse iliaque droite qui est devenue excessivement douloureuse.

Toux quinteuse et douloureuse par son retentissement. 36 respirations. Pas d'orthopnée. Crachats purulents, avec quelques rares stries de sang.

On parvient à ausculter le poumon gauche, celui qui a été atteint. Il est sonore, le murmure respiratoire y est un peu rude, avec quelques râles humides, surtout vers l'omoplate. Il n'y a pas de souffle.

Appareil circulatoire, examiné, le malade étant dans le décubitus dorsal. La pointe du cœur bat toujours en dedans et un peu au-dessous du mamelon. A la percussion, sonorité emphysémateuse de la région cardiaque, plus marquée que celle qui se trouve sous la clavicule. A la palpation même sensation de traînement poisseux de la pointe à laquelle s'ajoute de temps en temps un caractère métallique. A l'auscultation, plus de bruit de galop ; bruit de fluctuation métallique plus éclatant et à bulles plus grosses vers la pointe ; le malade en a quelque peu conscience, quand on le fait mettre sur le côté.

Pouls à 120, plus irrégulier qu'hier. T. R. = 39,8.

Le soir : sonorité de la région cardiaque. Les phénomènes stéthoscopiques ont diminué d'intensité. On entend toujours à la pointe, en outre des bruits du cœur un bruit de gargouillement, mais à bulles moins grosses et moins éclatantes. Ces phénomènes disparaissent presque complètement, quand on fait asseoir le malade. Le pouls est à 120. Il faut noter aussi un peu de douleur à la palpation de la région précordiale.

A l'auscultation du poumon, quelques râles sonores. 30 respirations.

Depuis l'application de six sangsues dans la fosse iliaque, la douleur abdominale a diminué, mais le malade vomit toujours ; sa peau est chaude, et il a pris un aspect typhique. T. R. = 40°.

18 Février, matin. — La péritonite s'est encore accentuée. L'abdomen tout entier est envahi par des douleurs aiguës. Il commence à se ballonner, et le malade se tient sur le dos, les cuisses fléchies.

Toux éteinte et douloureuse. Le malade a vomi pendant la nuit, et nous le trouvons avec un peu de hoquet. Aspect typhique et grippé de la face.

Examen du cœur : (dans la station couchée). La pointe bat sur la ligne mammaire, mi-distance entre le mamelon et le sternum. A la vue, on aperçoit comme une ondulation de la région. La région du cœur reste sonore. A l'auscultation, le bruit de moulin a disparu ; les bruits normaux s'entendent partout ; il s'y ajoute à la pointe comme une sensation de crépitation humide, n'ayant plus le caractère métallique. En faisant asseoir le malade on ne fait que déterminer un bruit de galop.

99 pulsations assez fortes. Pas de palpitations. T R = 38,4.

Le malade se plaint d'être plus oppressé aujourd'hui ; cependant les mouvements respiratoires ne sont pas augmentés. Sonorité du poumon gauche, en arrière. Quelques râles rudes du même côté, mais pas de souffle.

En somme, l'état général du malade est plus grave.

Le soir : *Examen du cœur* dans la position couchée. La pointe bat toujours sur la même ligne que le mamelon. Persistance de la sonorité à la percussion. On n'entend plus qu'un véritable frottement râpeux sur le sternum, et surtout à la pointe, avec un caractère un peu crépitant, mais en faisant pencher le malade en avant, on détermine le bruit de moulin métallique d'autrefois.

108 pulsations. Pas de palpitations.

Respiration obscure au niveau du poumon gauche.

Les douleurs abdominales sont moins vives. Le malade n'a pas vomi pendant la journée, les hoquets ont diminué et il est plus calme ; mais il a toujours la voix cassée et le ventre ballonné. Il a actuellement comme traitement, des injections de morphine, et en application sur l'abdomen de la glace et des pommades mercurielles. T R = 38,7.

19 Février, matin. Examen du cœur, le malade étant couché. On a toujours à la main le traînement de la pointe ; en auscultant celle-ci, sensation d'un frottement crépitant.

En faisant asseoir Maletaz, on détermine de nouveau le claquement métallique, en dehors des bruits du cœur. Pas de palpitation.

Poumon gauche sonore avec des râles rudes : Pas de dyspnée.

L'état général est plutôt meilleur, mais le malade souffrant de nouveau on fait de nouvelles injections ; ventre toujours ballonné. Cessation des vomissements. Constipation depuis l'entrée. T. R. = 38, 7.

Le soir : le cœur est examiné, le malade étant couché : La pointe bat toujours sur la même ligne que le mamelon, avec un traînement comme poisseux à la palpation, offrant par moment des allures de redoublement. A l'auscultation, les bruits sont sourds, on entend le clapotement métallique. Quand on fait asseoir le malade, la sonorité persiste, le clapotement augmente d'intensité ; du reste il change, à chaque moment, de caractère, et même ne s'entend pas pendant quelques instants, pour reparaître ensuite; 96 pulsations. Pas de palpitations.

A l'auscultation du poumon gauche, respiration très nette à la base ; vers l'omoplate, obscurité avec quelques râles rudes. Pas de dyspnée.

Le malade dormait à la visite. Il a un faciès moins souffrant. Les vomissements ont cessé. Le ventre est toujours ballonné; persistance de quelques hoquets. Langue blanche un peu jaunâtre, mais humide. T. R = 39,5 On continue les frictions mercurielles, la glace, et deux injections d'un centigramme de morphine par jour.

20 février matin. — Dans le décubitus dorsal, frottement de la pointe à la palpation. A l'auscultation de la pointe, bruit de frottement intense avec un caractère de crépitation humide. Sur le sternum on retrouve le clapotement métallique. Bruits du cœur lointains et sourds. En faisant asseoir le malade, on fait disparaître ces phénomènes. 102 P.

Poumon gauche sonore à la base ; vers l'omoplate, obscurité de la respiration et frottements. Pas de dyspnée.

Les vomissements n'ont pas reparu. Le ventre est toujours un peu ballonné et un peu douloureux. Le malade a eu une selle.

21 février. T. R. le matin 39 ; le soir 38,8. A l'auscultation on a tantôt un bruit de frottement rude et crépitant, tantôt un bruit de moulin très intense.

Au niveau du poumon gauche, persistance de l'obscurité de la respiration vers l'omophate. Pas de dyspnée, ni de palpitations.

L'état général est meilleur. Il y a quelques douleurs abdominales. Pas de vomissements. Quatre ou cinq selles diarrhéiques. T. R. le matin 38, 7 ; le soir 39, 2.

22 Février. — Il y a toujours des douleurs abdominales par accès, mais moins vives. Le ventre est un peu ballonné: Le malade a un début de salivation, et réclame des aliments.

Le bruit de moulin a disparu ce matin. Bruits du cœur lointains et sourds ; par moment on perçoit un bruit de crépitation fine. Frottement au premier temps.

Dans le poumon gauche, râles humides. Expectoration mucoso-purulente, avec quelques stries de sang noirâtre dues probablement à une epistaxis antérieure. T. R. le matin 39°, le soir 40°.

23 Février. — La région précordiale est un peu douloureuse, elle est sonore. Bruits du cœur sourds s'accompagnant hier soir d'un frottement très net à la pointe.

La fosse iliaque à droite est toujours douloureuse ; il y a toujours du ballonnement du ventre et un peu de diarrhée. T. R le matin 39, le soir 40, 1.

25 Février. — Douleurs en dehors du mamelon gauche. Depuis deux jours, disparition du bruit de moulin. Frottement péricardique de la pointe à la palpation et à l'auscultation. Persistance des râles humides du poumon gauche. La figure est bonne, la langue assez jolie.

Depuis hier on donne du sulfate de quinine. T. R. le matin 38, 4 ; le soir 38, 2.

27 Févier. — Bruit de frottement au premier temps et à la pointe ; celle-ci depuis le premier jour semble avoir baissé d'un espace intercostal. Bruit de souffle diastolique à la base du sternum. En faisant asseoir le malade, on ne détermine plus le bruit de moulin.

Quelques râles de bronchite dans les deux poumons.

Les douleurs abdominales ont notablement diminué ; cinq à six selles molles et verdâtres par jour. Le malade voudrait manger, mais on le maintient à la diète. T. R. le matin, 38 ; le soir, 38,5. On continue la morphine.

1er Mars. — Il y a toujours de temps en temps quelques douleurs abdominales. Constipation. T. R. le matin 38° ; le soir, 38,5.

6 Mars. — Au cœur, souffle diastolique et frottement systolique.

Rien d'anormal à l'auscultation des poumons.

Les douleurs abdominales ont complètement disparu, les selles sont normales; depuis deux ou trois jours, le malade mange de la viande; depuis la même époque, on a supprimé la morphine qu'on injectait à la dose moyenne de deux ou trois centigrammes par jour.

13 Mars. — Le malade va très-bien. Souffle diastolique. Frottement péricardique.

Quelques jours après, Maletaz quittait l'Hôtel-Dieu sur sa demande.

Evidemment, le diagnostic d'hydropneumopéricarde s'imposait dans ce cas curieux. La sonorité de la région cardiaque, les bruits métalliques, si intenses, perçus à la palpation et à l'auscultation ne pouvaient faire naître qu'une idée, celle de l'entrée de l'air dans le péricarde. Tout au plus, aurait-on pu, peut-être, discuter pendant quelques instants l'existence d'un pneumothorax; mais la localisation de ces bruits au niveau du cœur, les symptômes négatifs fournis par l'examen du thorax en arrière et à gauche, (il n'y avait ni dilatation de la poitrine, ni souffle amphorique, ni sonorité exagérée) ne permettaient pas de s'arrêter à cette dernière hypothèse. La péricardite qui suivit, et qui fût révélée par des phénomènes stéthoscopiques type, devait encore affirmer le diagnostic.

Nous devons maintenant nous demander si le péricarde fut déchiré, si l'air pénétra entre les feuillets de la séreuse, au moment même où fût porté le coup de canne à épée. Nous ne le croyons pas : la dyspnée, relativement légère, et la tendance à la syncope, perçues immédiatement par le blessé, sont pour nous des conséquences de la plaie pulmonaire. Il y eut proba-

blement une érosion du feuillet pariétal du péricarde,
comme une égratignure de la séreuse, qui cependant
pût résister sur le moment. Puis le malade continua à
marcher, se fatiguant ainsi, alors qu'il aurait dû
garder le repos le plus absolu. Vers le deuxième jour,
sous l'influence d'un effort, dont le blessé n'avait pas
gardé le souvenir, il y eut probablement déchirure du
péricarde à l'endroit compromis, et l'air, venant des
alvéoles du poumon, fit irruption dans la séreuse.
Quoique la cicatrisation de la plaie extérieure fût à peu
près complète, dès le deuxième jour, et ne permit pas
ainsi à l'air enfermé dans le péricarde de sortir au
dehors, les gaz n'en disparurent pas moins, vers le
troisième ou quatrième jour, laissant derrière eux les
traces d'une péricardite. Nous croirions volontiers,
à ce propos, que le souffle diastolique qui persistait
au moment du départ, se rattachait à une lésion du
péricarde, bien plus qu'à une insuffisance aortique,
encore qu'il ait pu y avoir propagation de l'inflammation jusqu'à l'endocarde, comme cela a été observé
dans d'autres cas de péricardite.

En même temps éclatait une péritonite aiguë qui
mettait en grand danger les jours du malade. Sur
l'origine de cette seconde lésion, nous avons peu de
choses à dire. Une péritonite à frigore nous paraî-
trait bien douteuse ; si la douleur avait eu son maximum dans les régions sous-diaphragmatiques, on
aurait peut-être pu penser à une propagation de
l'inflammation péricardique, par l'intermédiaire des
puits lymphatiques du diaphragme ; mais la douleur,
a, pendant toute la maladie, gardé son plus grand

caractère d'acuité, au niveau de la fosse iliaque. Il est probable que le malade reçut, pendant la rixe, un choc violent à ce niveau, choc qui passa inaperçu dans la chaleur de la lutte. Le défaut de soins, le manque de repos furent en ce point l'origine d'une péritonite, qui se généralisa peu à peu.

Quant à la déchirure du poumon, elle dût porter sur un point fort limité. L'absence presque absolue de phénomènes stéthoscopiques anormaux, dans le cours de la maladie, en fait foi. Si la plaie du poumon avait été sérieuse, le malade aurait eu des hémoptysies, au moins des crachats hémoptoïques répétés. Or, tout au plus expectora-t-il, à une ou deux reprises, quelques mucosités striées de sang.

Deux faits nous paraissent surtout remarquables dans cette observation : d'abord le mode curieux de perforation, puis la façon discrète dont les symptômes du pneumopéricarde s'effacèrent, à côté de ceux de la péritonite.

Dans tous les cas de pneumopéricardes traumatiques connus, les coups furent portés dans la région précordiale ; et Reynier s'appuie même, pour nier l'existence d'un pneumopéricarde vrai, sur ce que la balle d'un pistolet, avait, dans un certain cas, passé à 10 centimètres du sternum. Le malade de Léonpacher dût sa lésion à une chute sur les reins. mais, à coup sûr, jamais on n'a encore noté une plaie de la partie la plus postérieure de la région axillaire, comme source d'un pneumopéricarde.

D'un autre côté, on peut dire que le malade n'attira jamais l'attention sur quelque symptôme subectif produit par l'état du cœur. Ceci nous paraît important à noter, parce que, dans des cas semblables, Reynier place l'épanchement gazeux hors du péricarde.

Le malade se doutait vraiment si peu de cette lésion, que nous ne pouvons nous empêcher de croire qu'on a exagéré la gravité de cette lésion. C'est ainsi qu'au début, un pronostic des plus fâcheux avait été porté, et qu'on dût, à notre grand étonnement, le modifier très rapidement.

Pour ce qui est des symptômes objectifs fournis par l'examen du cœur, on a vu que nous avions retrouvé , à peu de choses près, les phénomènes notés dans toutes les observations un peu complètes : sonorité à la percussion, bruits de gargouillement et de clapotements métalliques disparaissant au bout de quelques jours, et perceptibles au début par la palpation.

TROISIÈME PARTIE

De l'Hydropneumopéricarde.

Etiologie.

Tous les auteurs qui ont parlé de l'hydropneumopéricarde, s'accordent pour lui reconnaître trois origines possibles.

1° Pneumopéricardes traumatiques (perforations du
péricarde, par instruments piquants, tranchants, ou
par choc violent, par fractures de côtes, etc).

2° Pneumopéricardes dûs à des perforations ulcéra-
tives de la séreuse, consécutives à une affection des
organes environnants qui crée une communication
aérifère.

3° Pneumopéricardes succédant à des épanchements péricardiques plus ou moins sanieux.

Les trois divisions suffisent pour servir de cadre à
presque tous les cas que nous avons énumérés. Nous
rappelerons seulement que Forseyth-Meigs, dans

le cas d'hydropneumopéricarde qu'il a observé, admet que la perforation s'est faite de dedans en dehors, et non de dehors en dedans. Forseyth voit dans ce fait « comme un effort de la nature pour évacuer le contenu du péricarde, ainsi qu'il se produit pour les cas d'empyème qui se vident spontanément. » Dans un cas de Muller et de Wyss, il y eut d'abord péricardite, puis rupture de la séreuse.

Il reste cependant un point d'étiologie qui nous paraît susceptible d'être discuté, dans l'espèce. C'est le suivant : Le pneumopéricarde spontané, essentiel, existe-t-il ?

« Les anciens auteurs (Lobstein), dit Lancereaux, attribuant le fait à une innervation exaltée ou pervertie, admettaient sans preuves la possibilité de la production spontanée des gaz dans les cavités séreuses. » Nous avons vue que Laennec, peut-être un peu à la légère, admettait l'existence de cette exhalation gazeuse. En Angleterre Stokes, Walshe, Begbie seraient tentés de croire à la réalité du fait ; mais tous les auteurs les plus récents, Friedreich, Raynaud, Laboulbène, Lancereaux sont absolument d'un avis opposé.

La question peut se réduire à ceci : (bien entendu nous excluons les pneumopéricardes d'origine cadavérique) A-t-on trouvé dans les cas connus et bien étudiés des liquides putrides, des exsudats de péricardite antérieurs à l'épanchement gazeux, ou des traces d'ulcération sur les parois de la séreuse ?

Eh bien ! il semble que certaines maladies infectieuses puissent amener le développement spontané des gaz dans les organes, même avant la mort.

Nous avons d'abord la présence assez souvent notée chez les femmes en couche, de gaz dans le cœur et les gros vaisseaux. Hervieux a consacré dans son livre un long chapitre à se sujet. Il ne voit là, ni un phénomène cadavérique, ni une pénétration directe des gaz par les sinus utérins, ou par les voies pulmonaires, mais une exhalation spontanée des gaz pendant la vie. C'est là une opinion exprimée aussi par Durand Fardel. Or ces gaz ont été rencontrés à peu près dans tous les organes, malheureusement dans les observations que nous avons parcourues, leur présence n'est pas notée dans le péricarde.

Cette production de gaz pendant la vie semble aussi avoir été observée chez les typhiques. Dans le *Med. Times* de 1857, on trouve deux observations de Jeffrey Marstoon, médecin à l'hôpital militaire de Malte, se rapportant à des pneumatoses antérieures à la mort. Le premier cas ne mentionne pas la présence de gaz dans le péricarde, mais voici le second : « Un soldat de 20 ans fut admis à l'hôpital de Malte avec tous les symptômes de la fièvre typhoïde, et mourut onze jours après. Pendant la vie on nota une éruption de taches rosées et avec pneumonie hypostatique. Quarante minutes avant la mort, les parties antérieures du cou et de la poitrine apparurent élargies et crépitantes à la pression. Le malade n'avait pas fait d'effort. A l'autopsie, présence des gaz un peu partout, dans le péricarde, le cœur, les gros vaisseaux, etc. Lésions de la fièvre typhoïde. »

D'après le même auteur, on trouve dans Franck des cas analogues. Le docteur Cless a réuni treize cas de fièvre typhoïde avec ces allures, tous terminés par la mort subite. Cless admet le développement spontané des gaz dans le sang lui-même, et propose pour des cas analogues le terme de « Pneumothomia ».

La septicémie, à forme absolument infectieuse, dont la gangrène gazeuse serait pour ainsi dire l'idéal, semble avoir donné naissance à des phénomènes analogues. C'est ici le cas de nous rappeler l'observation de Fetzer (Obs. XXX). On ne trouva que peu de gaz, à peine un peu de liquide séreux dans le péricarde; il n'y avait pas encore de produits morbides, macroscopiquement appréciables sur les feuillets du péricarde. « L'infection intense du sang septicémié produisit, par exhalation, des gaz dans le sac péricardique, mais la complication fut si aiguë, si vite mortelle, que de nouvelles formations à peine appréciables à nos yeux n'eurent pas le temps de se former. Il est possible que pendant la vie, le péricarde ait été fort congestionné, mais que douze heures après la mort, on n'ait pu en trouver des témoignages aussi clairs que dans d'autres cas...... ». Nous devons ajouter que Muller ne voit dans le cas de Fetzer qu'une erreur probable de diagnostic.

Demarquay, dans son livre admettait après tout ce pneumopéricarde spontané. Il dit à propos du cas de Marstoon: « Peut être sous l'influence de l'adynamie profonde des typhiques à la suite d'un défaut d'action du système vaso-moteur, les gaz des vaisseaux sanguins ont pu s'échapper et produire cette infiltration gazeuse généralisée. Ce cas pourrait aussi se rapporter aux pneumatoses ou emphysèmes par septicémie. »

Nous ne nous dissimulons pas que la physiologie aura toujours quelque répugnance à voir ainsi surgir ces gaz dans le péricarde ; nous savons que Jaccoud, Behier et bien d'autres ont nié à côté le pneumopéricarde essentiel, le pneumothorax primitif ; nous n'avons cherché dans ces quelques lignes qu'à rappeler des faits peut-être un peu oubliés, n'ayant pas de parti à prendre, puisque nous n'avons jamais eu sous les yeux des cas analogues.

Anatomie pathologique.

Le résumé dans notre thèse de presque toutes les observations connues de pneumopéricarde serait peut-être de nature à nous dispenser de revenir ici sur l'anatomie pathologique et les symptômes de l'affection. Aussi nous contenterons-nous, à ce sujet, d'une courte analyse.

Lancereaux résume ainsi l'anatomie pathologique de la lésion : « Le péricarde est distendu, le diaphragme abaissé ; les gaz contenus dans la poche ont une composition qui varie, suivant qu'ils viennent de l'extérieur, ou d'un organe qui renferme et peut laisser passer ces fluides. De cette différence de nature des gaz, il peut résulter une différence de nature dans l'inflammation des feuillets du péricarde, mais en général, cette membrane offre les caractères de l'inflammation suppurative, et il y a, dans la cavité, un pus plus ou moins abondant et fétide, blanc crèmeux ou grisâtre ». Nous rappelerons, encore à ce propos, que dans le cas de Fetzer, le péricarde n'offrait pas de lésions macroscopiques évidentes.

Donc des lésions de la séreuse, des liquides contenus dans le péricarde, il y a peu de choses à dire : ce sont les lésions et les liquides des péricardites purulentes. Dans les pneumopéricardes d'origine traumatique, il existe évidemment au début un épanchement de sang dans la séreuse, mais nous n'avons trouvé dans aucune autopsie des renseignements à cet égard, le sang ayant déjà subi la décomposition putride, au moment de la mort, ou de l'ouverture du corps.

Quand le pneumopéricarde est d'origine perforative la forme des ulcérations varie suivant leur origine. C'est ainsi que celles qui viendront d'un cancer de l'œsophage seront plus irrégulières que celles qu'aura produites un coup de couteau. Il n'y a pas là matière à insister.

Il serait plus intéressant de connaître la composition des gaz renfermés dans le péricarde, leurs conditions d'absorption, quand celle-ci se produit. Malheureusement on sait bien peu de choses à ce sujet.

Leur tension peut être très forte, et on sait qu'habituellement, ils déforment fortement les organes environnants. Sur leur composition, nous n'avons trouvé qu'une analyse faite par Hufner, et citée dans le Manuel de Ziemssen. Il s'agit d'un pneumopéricarde provenant d'un abcès de la paroi antérieure du thorax, et dans lequel il a trouvé :

Acide carbonique et hydrogène sulfuré   1,05 o/o
Oxygène............................... 14,50 o/o
Azote .... 84,45 o/o

Le myocarde est pris assez souvent. Dans les autres organes, on trouve les lésions qui ont été l'origine de cette affection, des cancers de l'œsophage, des ulcères de l'estomac, une caverne, un abcès du foie, etc. ; puis à côté, des pleurésies, des abcès septiques développés sous l'influence de l'hydropneumopéricarde.

Symptomatologie et diagnostic.

Le début de l'hydropneumopéricarde se fait ordinairement d'une façon brusque et attire forcément l'attention du clinicien. Le cœur, frappé directement par les gaz qui viennent le comprimer, subit dans son fonctionnement des troubles imposants : le malade se sent défaillir, éprouve des palpitations ; il étouffe, son pouls faiblit. Il souffre d'une angoisse extrême ; comme dans les grands traumatismes, les vomissements, certains troubles cérébraux momentanés, ne sont pas chose rare.

D'autrefois cependant, mais beaucoup plus rarement, il faut le dire, l'entrée de l'air dans la séreuse passe inaperçue, et on retrouve quelques observations, où la date du début n'a pu être indiquée d'une façon précise.

Une fois le pneumopéricarde créé, quels sont, en peu de mots, les phénomènes subjectifs et objectifs ?

Du côté de l'appareil circulatoire, le malade peut éprouver tous les phénomènes qui se rencontrent dans les péricardites graves, et qui sont dues à un état parétique du cœur. Et à ce propos, disons qu'on aura dans l'état du pouls, un bon élément de pronostic. Mais il ne faudrait pas aller aussi loin que Reynier, et croire à l'existence de ces troubles, dans tous les cas de pneumopéricarde vrai : notre observation montre bien comment ces symptômes peuvent rester discrets.

En dehors de la dyspnée que peut créer le mauvais fonctionnement du cœur, il faut savoir que l'oppression, dont se plaint le malade, provient assez souvent de la compression des poumons, d'un épanchement pleurétique concomitant, etc. Notre blessé respirait mal à un moment donné, et cela certainement, à cause de sa péritonite.

Enfin l'état général est des plus satisfaisants chez les uns, et chez les autres, au contraire, il devient bientôt des plus graves, suivant que le malade est sous l'influence d'un état pathologique antérieur, ou qu'il a été éprouvé par une blessure plus compliquée d'autres lésions.

L'inspection de la région du cœur a rarement montré une voussure ; on peut constater des traces d'emphysème sous cutané dans les cas de pneumopéricardes traumatiques. Quelquefois, on a noté comme un mouvement ondulatoire de la région.

A la percussion, la région est plus ou moins sonore suivant la quantité de gaz contenus dans le péricarde, suivant la position donnée au malade. On peut suivre, jour par jour, les progrès de l'exhalation et de l'absorption des gaz. Rappelons aussi, que plusieurs auteurs ont noté l'existence du bruit de pôt fêlé, la diminution de la sonorité, au moment de la systole.

Les résultats donnés par la palpation, habituellement beaucoup trop négligés dans les observations publiées, sont de nature à mettre sur la voie du diagnostic. De même qu'un frémissement cataire permettra de reconnaître une lésion valvulaire, qu'un frottement dénoncera une péricardite, la sensation dans les hydropneumopéricardes de bulles métalliques éclatant sous la main, révélera la présence de l'air.

Monsieur Daniel Mollière, au moment de l'entrée du malade, avait à peine placé sa main sur la région précordiale, qu'il annonçait la lésion.

L'hydropneumopéricarde se révèle à l'auscultation par les bruits les plus divers ; mais tous offrent cette particularité qu'ils ont habituellement un caractère de fluctuation et un timbre métallique, se combinant pour donner naissance aux sons les plus variés.

Nous ne voulons pas revenir ici sur toutes les comparaisons employées par les auteurs, qui se sont ingéniés à en donner une idée au lecteur. La facilité avec laquelle ces bruits se remplacent les uns par les autres, n'est pas moins remarquable ; aux sons « d'une cithare » pourra succéder, quelques heures après, le bruit beaucoup moins harmonieux d'un « liquide agité dans une bouteille ».

Ces bruits prennent en effet, un caractère liquide ou gazeux, suivant la quantité de liquide ou de gaz contenus : la présence du gaz, tendant ici, comme dans le cas de pneumothorax, à donner à tous ces bruits un caractère métallique. Or, les couches gazeuses changeant, presque d'heure en heure, de position par rapport au liquide: on comprend l'instabilité des phénomènes stéthoscopiques. Le clapotement, dit Morel Lavallée, résulte de la collision réciproque des bulles gazeuses et du liquide qu'elles touchent : c'est le gargouillement intestinal d'un hernie qui rentre ; le tintement métallique (qu'on observe quelquefois), c'est l'éclatement d'une bulle à la surface d'un liquide surmonté d'un épanchement gazeux ».

Un fait absolument remarquable, c'est que ces bruits ne persistent jamais plus de deux ou trois jours, et qu'ils sont bientôt remplacés par les bruits de frottements anciens ou nouveaux, dus à la péricardite concomitante.

Quant aux symptômes, fournis par l'examen des autres organes, ils dépendent absolument des lésions antérieures ou concomitantes : ils doivent guider dans le pronostic.

Et à ce propos, nous devons dire que celui-ci nous paraît avoir été beaucoup trop poussé au noir par les auteurs. Friedriech cependant, et quelques auteurs admettent la possibilité de la guérison du pneumopéricarde, surtout d'origine traumatique (quatre cas sur quatroze) Freidreich ajoute même : « On peut soutenir que la présence de l'air n'a, par elle-même, aucune importance particulière, puisqu'il est susceptible d'une résorption rapide. Dans les traumatismes, l'air paraît pouvoir être absorbé par les vaisseaux sanguins. » Il est vrai que Constantin Paul, dit dans son livre : « Ces cas sont très graves, comme on pense, et amènent rapidement la mort. Les seuls cas où la guérison soit survenue sont des cas traumatiques, où l'air était venu de l'extérieur. »

D'après les observations que nous avons recueillies, on pourra reconnaître que la guérison est relativement fréquente, surtout dans les pneumopéricardes traumatiques. Elle ne s'observe jamais, bien entendu, dans les cas de perforation du péricarde par un ulcère de l'estomac, ou un cancer de l'œsophage. On la rencontre quelquefois dans la décomposition des liquides d'une péricardite.

Diagnostic différentiel

D'assez nombreuses affections peuvent simuler l'hydropneumopéricarde. Ce sont, d'une façon générale, toutes les maladies révélant, à l'auscultation, des bruits métalliques divers. Nous allons passer successivement en revue les lésions des différents appareils qui offrent des phénomènes analogues.

L'hydropneumopéricarde pourra-t-il être confondu avec le pneumothorax ? On tiendra compte de ce fait, à savoir que ce dernier succède habituellement à une affection chronique des voies respiratoires. Le pneumothorax peut offrir à l'auscultation un tintement métallique, mais celui-ci n'est pas isochrone à la systole, il ne siège pas dans la région cardiaque. Nous devons dire cependant que, dans quelques cas de pneumothorax siégeant à gauche, les battements du cœur ont pu produire un tintement métallique, au moment de chaque systole. Dans un cas de Barth, les bruits du cœur rentissaient avec un timbre amphoro-métallique. A chaque battement du cœur, on entendait, à la suite, un tintement métallique très fin. On trouve des cas analogues dans les thèses de Choyau, Joubin.

Dans des circonstances semblables, on recherche-rait soigneusement les autres signes classiques du pneumothorax : Le siège de la sonorité, le bruit d'ai-rain, la disparition du murmure respiratoire, que remplace un souffle amphorique. Les modifications de la voix et de la toux auront une grande importance.

L'erreur paraît ici difficile ; elle serait plus excu-sable dans un cas de pneumothorax traumatique, d'autant qu'il peut y avoir simultanément pneumo-torax et pneumopéricarde. Nous rappelons que Variot, dans un article publié dans la Revue de médecine 1882 et inspiré par Maurice Raynaud, a fait toute une étude d'un bruit de glou-glou, particulier au pneumothorax et sensible à la main, même pour le malade. Ce bruit de « glou-glou pleural » différe-rait du bruit de fluctuation de Laennec, en ce sens que l'ébranlement provoqué du thorax ne suffit pas à le produire, et qu'il faut imprimer au tronc des mouvements de flexion et d'extension pour lui donner naissance. La confusion ne sera certainement pas possible avec les bruits métalliques ou de fluctuation, qui dépendent des mouvements du cœur.

Bauer, cité par Constantin Paul, déclare qu'il faut se méfier dans ce diagnostic, des cavernes situées da le voisinage du péricarde. Non seulement, elles peuvent présenter, comme dans le pneumopéri-carde, du tintement métallique, mais les battements du cœur peuvent provoquer dans leur intérieur un gargouillement, assez analogue au bruit de moulin. Choyau rapporte, qu'on pouvait constater ce gargouillement « pulsatile », dans un cas de gangrène qui avait profondément ulcéré le poumon. Mais nous croyons qu'il sera difficile de tomber dans une pareille erreur, si on tient compte des antécédents du malade, du souffle amphorique et des autres signes d'ulcération pulmonaire. On serait plutôt exposé à méconnaître un pneumopéricarde, [s'il succédait, comme dans le cas de Mac Dowel, à la rupture d'une caverne, et cela, d'autant mieux, qu'on pourra quelquefois rencontrer le bruit de pot fêlé.

On peut trouver, surtout chez les hypocondriaques, une distension de l'estomac, telle que chaque systole cardiaque y détermine un bruit de glou-glou, à résonnance métallique. Stokes avait déjà insisté sur ce fait, et avait donné le conseil, si, par hasard, on restait dans le doute, d'administrer, pour assurer son diagnostic, une potion carminative ou un lavement térébenthiné.

Bowditch, dans le *Charleston médical Journal*, Gilette dans les Archives générales de 1873, ont cité des cas de perforation du diaphragme par l'estomac, ou une hernie intestinale, ayant envahi le thorax; mais jamais un tel fait ne se produira, sans amener des symptômes particuliers du côté du tube digestif.

Nous voici arrivés au diagnostic de l'hydropneumopéricarde avec les autres affections du cœur.

Ferrus et Robert, d'après Follin, considèrent

comme constant et pathognomonique, dans les plaies du cœur, un frémissement artérioso-veineux. Certains auteurs signalent un piaulement particulier; d'autres, un bruit de scie, de râpe, de gargouillement, de roue hydraulique. Pour Fischer, ces signes peuvent être symptomatiques d'un épanchement péricardique, d'une altération valvulaire aiguë, d'une communication créée entre les ventricules, d'un hydropneumopéricarde. Il est, en effet, presque impossible de reconnaître quelle est la source exacte de tous ces bruits divers, au moment où le cœur est blessé, et de faire la part de chaque lésion.

Nous avons, au début de ce travail, rappelé l'idée que Laennec se faisait des bruits du cœur, à retentissement métallique. Il ajoute quelque part, dans son livre : « On entend, dans les cas de végétations globuleuses, un bruit semblable à celui que produit une bulle d'air qui se dégage d'un liquide, au cliquetis de l'eau agitée dans une carafe de verre. » Puis il dit en note : « Je ne ferai pas beaucoup de fond sur ce signe : je l'ai entendu dans d'autres cas, et particulièrement dans un hydropéricarde, avec pneumopéricarde. » Nous croyons qu'il n'y a pas à insister sur ce point.

En Allemagne, Riess a publié, en 1879, plusieurs observations dans lesquelles il a noté un bruit stomachal métallique, tenant à un renforcement des bruits du cœur, dans des cas de symphyse cardiaque.

Voici les conclusions de cet auteur, analysées dans la *Revue de Hayem* :

« Il s'agit de quatre malades atteints de symphyse cardiaque, chez lesquels, l'estomac agissant comme caisse de renforcement, on percevait, mais non constamment, au niveau de l'épigastre, des bruits métalliques ou des soufflés métalliques, suivant que les bruits du cœur étaient normaux ou altérés. La dilatation de l'estomac n'est pas une condition indispensable, le phénomène est parfois perceptible à distance. Il est nécessaire qu'il y ait adhérence intime du péricarde au diaphragme, de façon à multiplier les rapports de voisinage entre le cœur et l'estomac.

Enfin, le tintement métallique diastolique, correspondant au deuxième bruit cardiaque, peut faire défaut.

Dans un cas, à la suite d'une paracentèse, il y eut guérison, puis, apparition des signes d'une symphise. Au bout de quelque temps, à la distance de quelques pas du malade, on entendit des tintements rhythmiques que l'auscultation épigastrique fit reconnaître pour la résonnance métallique des bruits du cœur. Ces bruits n'étaient pas perçus continuellement, et changeaient parfois de caractère tantôt uniquement systoliques ou diastoliques, tantôt existant dans les deux temps. Par moments, ils étaient vraiment musicaux, comparables aux sons d'une corde de violon mise en vibration; en d'autres circonstances, ils ressemblaient à un gargouillement, à un glou-glou métallique. »

Evidemment ces signes pourraient faire croire à la présence de l'air dans le péricarde. On tiendra compte des antécédents, des modifications de la sonorité de la région cardiaque, qui n'existent que dans le pneumopéricarde. Nous ne croyons pas que d'autres auteurs aient cité des faits analogues, à ceux dont parle Riess.

La cavité située entre la plèvre, le péricarde et la paroi thoracique (c'est la cavité pneumopéricardique de Tillaux) est remplie par un tissu cellulaire très lâche. Reynier, dans sa thèse, a émis le premier l'idée que dans ce point, et par suite en avant du cœur, il pouvait s'établir un épanchement de gaz ou de liquides. Le cœur battant contre cet épanchement produirait un bruit de moulin et des bruits métalliques identiques à ceux qu'on rencontre dans l'hydropneumopéricarde vrai.

Reynier présente plusieurs observations.

1re Obs. Il s'agit d'un individu, qui après être tombé dans une carrière, d'une hauteur de cinq mètres sur le côté gauche présenta à l'auscultation des bruits métalliques et le bruit de moulin. Le malade guérit.

Reynier n'admet pas, d'après Tillaux, qu'il y ait eu pneumopéricarde, parce qu'il y avait peu de phénomènes généraux et pas d'intermittences.

Il n'y eut jamais de frottement ; enfin le siège de la fracture était en dehors de la région précordiale.

2e Obs. Coup de pistolet entre la troisième et la quatrième côte, près du bord gauche du sternum. Bruits métalliques, puis gargouillement. Guérison.

L'auteur ne s'appuie pour porter son diagnostic que sur la régularité des battement du cœur, et la guérison.

3ᵉ Obs. Coup de pistolet. Petite plaie dans le premier espace intercostal, à dix centimètres du sternum. Clapotement et glou-glou métalliques. Guérison. La lésion du péricarde est impossible, pour l'auteur, parce que la plaie était à dix centimètres du sternum.

4ᵉ Obs. Tamponnement entre deux wagons. Bruit analogue à celui que produirait le battage d'un liquide visqueux dans un vase. Clapotement métallique. Le diagnostic est fondé sur l'absence de troubles circulatoires et la bénignité des symptômes.

De plus, Schwartz et Reynier ont fait, en tout, quatre expériences sur les animaux. Deux seulement sont exposées ; dans la première, ils injectèrent un mélange d'air et d'eau dans la cavité pneumopéricardique : on entendit un bruit métallique, mais l'animal fut tué immédiatement. Dans la seconde, ils réussirent à provoquer un hydropneumopéricarde vrai.

Reynier fait rentrer dans ces cas d'épanchements de gaz et de liquides, au devant du cœur, les deux observations de Schwartz et de Chevallereau.

Le cas de Schwartz a paru dans la *Revue de médecine et de chirurgie,* au mois d'août 1878. Il s'agit d'une contusion du thorax, avec bruit de moulin. Schwartz admet une lésion du poumon et de la plèvre, puis un épanchement d'air et de sang, à ce niveau, c'est-à-dire en rapport avec le péricarde et agité médiatement par les battements du cœur.

Chevallereau a publié son observation dans la *France médicale,* et à la même époque. Un jeune homme se porta un coup de couteau dans la région du cœur, ou plutôt à gauche de la poitrine, dit l'auteur. On eut à noter une sonorité exagérée de la région cardiaque et des bruits métalliques. Chevallereau doute aussi qu'il y ait eu dans ce cas hydro-pneumopéricarde vrai.

Reste le cas de Maurice Raynaud rapporté par Variot. Il a trait à un alcoolique halluciné qui se frappa de plusieurs coups de couteau, dans la région du cœur, et présenta des phénomènes analogues, à ceux dont nous venons de parler. L'auteur admet, sans conteste, la théorie de Reynier.

Nous ne nous élevons nullement contre cette opinion vraiment très séduisante ; mais on ne peut s'empêcher de remarquer que les autopsies font absolument défaut à Reynier. Tout au plus a-t-il celle qu'il pratiqua sur le sujet de sa première expérience, mais l'animal fut sacrifié immédiatement, de sorte que l'on ne peut savoir ce que les phénomènes stéthoscopiques seraient devenus.

Cruveilhier et Smith ont bien noté deux cas dans lesquels il y avait épanchement d'air et de sang dans la cavité pneumopéricardique, mais il est à noter qu'il avait gagné le tissu cellulaire du cou. Il est assez remarquable que Reynier n'ait jamais eu à voir cette propagation de l'épanchement à la région cervicale.

Il s'appuie pour établir son diagnostic sur les phénomènes suivants : pas de phénomènes généraux, pas d'intermittences ; pas de frottements ; situation de la plaie.

Or notre malade n'a pas eu de phénomènes généraux

tenant à sa lésion ; le pouls est resté régulier, la plaie était aussi éloignée du cœur que possible. Il est vrai qu'il présenta plus tard des frottements.

Quand il s'agit de ces épanchements extra-péricardiques, les bruits disparaissent dans la position assise, au dire de l'auteur, ou tout au moins se modifient très notablement. Si l'épanchement au contraire, est intra-péricardique, ils s'entendent dans le décubitus dorsal et dans la position assise. Or, dans un cas de Morel Lavallée, avec autopsie, le bruit ne s'entendait pas dans la position assise. En parcourant notre observation, on verra que par la position assise, le bruit tantôt disparaissait, tantôt au contraire, devenait plus intense que dans la position couchée.

Morel Lavallée avait en effet dit, de son côté : « Le cœur en battant à travers le péricarde un épanchement contigu de liquide et d'air, ne lui inspire que des mouvements muets. »

Ce n'est pas que nous repoussions absolument l'idée de Reynier ; nous sommes persuadé que des cas peuvent se produire, où des épanchements de gaz ou de liquides au devant du cœur, soient l'origine du bruit de fluctuation et de quelques phénomènes métalliques ; mais il ne nous semble pas que ces bruits doivent jamais avoir une intensité comparable à celle des sons métalliques ou liquides que fournit l'hydropneumopéricarde vrai. En tout cas l'existence d'un frottement bien net serait encore le plus sûr moyen d'établir un diagnostic entre ces deux lésions, dont Reynier oppose la bénignité et la gravité.

Le diagnostic doit, pour être complet, comprendre

celui des complications ; déchirures du poumon, fractures de côtés, contusions, etc., et des lésions antérieures : ulcères ou cancers. La plupart des pneumopéricardes traumatiques qui se sont terminés fatalement, coïncidaient avec des traumatismes redou-
tables, qui nous paraissent avoir été, bien plus que la
lésion de la séreuse, la cause de la mort.

Traitement.

Le pneumopéricarde d'origine traumatique devra
d'abord être traité par l'occlusion de la plaie, avec de
la baudruche collodionnée ou du sparadrap. On pourra avoir à faire un ou deux points de suture, qu'on
recouvrira d'un pansement de Lister.

On appliquera des vessies de glace sur la région
précordiale. Elles auront l'avantage, d'après Jaccoud,
de condenser les gaz, et aussi de prévenir la péricardite ultérieure. Les émissions sanguines générales
paraissent devoir être repoussées. Le repos le plus
absolu sera de rigueur. En se guidant sur l'état du
pouls, sur l'état général, on aura à administrer soit
la digitale, soit l'alcool et les toniques.

Follin, donne le conseil, si l'épanchement par son
abondance devient la cause de suffocation, en com-
primant le cœur, de faire la paracentèse du péricarde,
sur le trajet de la blessure. Friedreich, avait déjà donné
ce conseil, disant en outre, qu'il fallait le faire, le
malade étant couché sur le dos. En pareille occurence,
on aurait probablement à faire ultérieurement, des
lavages antiseptiques de la cavité.

Dans les autres formes du pneumopéricarde, on aura les applications de glace ; on donnera la digitale et l'alcool, au besoin la morphine si le malade présentait des phénomènes d'excitation.

Au moment de la rupture, les excitants diffusibles, l'acétate d'ammoniaque, la teinture d'arnica, les applications de linges chauds, pourront rendre des services.

Mais en somme, la thérapeutique est peu armée contre le pneumopéricarde lui-même, On n'aura pas tant à faire le traitement de la lésion, que celui des accidents concomitants. Chez notre malade, le traitement du pneumopéricarde fut à peu près nul, et tous les efforts ne tendirent guère qu'à combattre la péritonite.

INDEX BIBLIOGRAPHIQUE

Morgagni. — Ep. XVI. Ed. 1820 (Adelon et Chaussier).

Lieutaud. — Anatomie médicale.

Portal. — Anatomie médicale.

Voigtel. — Handbuch der Path. specielle. — Halle, 1804.

Sénac. — Maladies du cœur.

Laennec. — 1re éd. 1819. (2e vol.)
— 3e éd. (d'Andral) 1837. (3e vol.)

Bouillaud. — Maladies du cœur.

Johnston. — Médic. Chir. Rewiew. 1825.

Bricheteau. — Arch. gén. de médecine. 1844.

Trotter. — Reports of the pathological Society of London; sixth session. 1851-52.

Graves. — Cliniques (Trad. Jaccoud. 1862).

Stokes. — Diseases of the heart — (Trad. Sénac. 1864).

Feine — Dissertatio pericardii lœsi, etc. Leipzig, 1854.

Aran. — Bulletins de l'Académie de médecine, 1855.

Jeffrey Marstoon. — Méd. Times, 1857.

Buist. — Charleston journal. — Jannary, 1858.

Tuttel. — Deutsche klinik, 1860.

Becker. — Disser. inaug. de pneumopéricardio. Greifswald, 1860.

Sorauer. — De hydropneumopéricardio, 1858.

Flint. — Diseases of the heart., Philadelphie 1859.

Walshe. — Diseases of the heart. 1862.

DUCHEK. — Krankeiten des Herzens. Erlangen, 1862.

WARBURTON BEGBIE. — Edinb. méd. journal, 1862.

BARTH ET ROGER. — Traité pratique d'Auscultation.

FRIEDREICH. — Krankeiten des Herzens (Trad. Lorber et Doyon).

MOREL LAVALLÉE. — Gaz. des hôpitaux, 1864.

DEMARQUAY. — Pneumatologie, 1864.

SÆXINGER. — Prager. med. Wochenschrift, 1865.

BODENHEIMER. — Berl. klin. Woch. 1865.

GRUTTNER. — Deutsche klinik. 1865.

O. WYSS. — De Fistula pericardii commentatio, Vratislaviæ 1866.

OPPOLTZER. — Vorlezunge über Path. spécielle. Erlangen, 1866.

FISCHER. — Blessures du cœur et du péricarde (Archiv. für klin. chir. 1867).

CONN. — Boston med. and chir. journal, 1872.

EISENLOHR. — Berl. klin. Woch. 1873.

Handbuch von path. spécielle von. ziemssen. E. VI.

FETZER. — Correspondenzblatt des Wurtembergischen ärztlichen. Verrins, 1874.

FORSEYTH MEIGS. — Amércan journal of med. sciences, 1875 (analysé dans Revue de Hayem).

LEONPACHER. — Intelligenzblatt arztliches Baïrisches, 1875.

DANLOS. — Bulletins de la société anatomique, 1873.

M. RAYNAUD. — Dict. de Jaccoud (Art. hydropneumopéricarde).

M. RAYNAUD. — Gaz. méd. de Paris, 1881, leçon recueillie par Variot.

SCHWARTZ. — Revue de méd. et de chir. 1878.

CHEVALLEREAU. — France médicale, 1878.

LANCEREAUX. — Anat. pathologique.

LABOULBÈNE. — Anat. pathologique.

RIESS. — Uber ein neues symptom. der Herzebeutel, verwachsung (Berl. klin. Woch. 1878).

RIESS. — Berl. klin. Woch. 1879.

TIMMER. — Diss. inaug. über pneumopéricardie, 1879. Leiden.

H. MULLER. — Arch. für. med. klin. 1879.

GUTTMANN. — Berl. klin. Woch. 1880.

JACCOUD. — Traité de pathologie interne.

REVNIER. — Du bruit de moulin. — Thèse de Paris, 1880.

Reynier. — Arch. de médecine, 1880.

Constantin Paul. — Maladies du cœur, 1882.

Peter. — Maladies du cœur, 1882.

M. Raynaud et Variot. — Du bruit de glou-glou, provoqué dans certains cas de pneumothorax, par mouvements alternatifs de flexion et de redressement du tronc. Revue de médecine, mai 1882.

Lyon, Impr. A. Waltener et Cie, rue Bellecordière, 14.